AF281305

365 Tage

MIT DER
DIAGNOSE
BRUSTKREBS

Bibliografische Information der
Deutschen Nationalbibliothek
Die Deutsche Nationalbibliothek verzeichnet diese
Publikation in der Deutschen Nationalbibliografie;
detaillierte bibliografische Daten sind im Internet über
www.dnb.de abrufbar.

Originalausgabe

Copyright © 2025 by Cornelia Winzenried, Baar

Schreib-Coaching: Carlo Meier, Zug
Umschlag und Satz: nice — Visuelle Gestalterei, Zug
Lektorat: Anna Federspiel und Birgit Zehnder
Bild Umschlag: Anna Rodionova von iStock
Blumen Bilder Inhalt: Evie S. von Unsplash
Verlag: BoD · Books on Demand GmbH, In de Tarpen 42,
22848 Norderstedt, bod@bod.de
Druck: Libri Plureos GmbH, Friedensallee 273, 22763 Hamburg

ISBN: 978-3-7693-0761-0

CORNELIA
WINZENRIED

365 Tage

MIT DER
DIAGNOSE
BRUSTKREBS

Wirksame Übungen und
Meditationen für
innere Stärke und Heilung

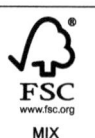

FSC

www.fsc.org

MIX

Papier aus ver-
antwortungsvollen
Quellen
Paper from
responsible sources

FSC® C105338

Für dich,

wenn du dich gerade in einer herausfordernden Situation befindest...

Atme tief ein.
Spüre deine Kraft.
Du bist nicht allein.

Möge dieses Buch dir Mut,
Hoffnung und Vertrauen schenken.

INHALTSVERZEICHNIS

1. Teil – meine Geschichte

2. Teil –
Praktische Werkzeuge für deinen Weg

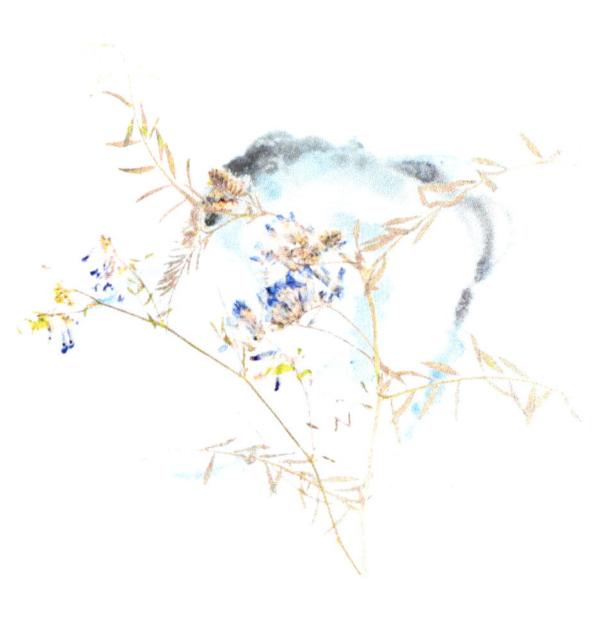

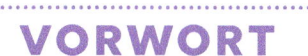

VORWORT

Liebe Leserinnen und Leser,

Cornelias Buch ist ein leuchtendes Beispiel für die Kraft der inneren Heilung. Es zeigt, dass wahre Stärke nicht darin liegt, Herausforderungen zu vermeiden, sondern darin, inmitten von Widrigkeiten in die eigene Mitte zurückzufinden. Als Arzt und Meditationslehrer durfte ich Cornelia auf ihrem Weg begleiten und miterleben, wie sie durch Selbstfürsorge, Achtsamkeit und tiefe innere Arbeit nicht nur gesund wurde, sondern auch über sich hinauswuchs.

Dieses Buch lädt Sie ein, nicht nur ihre bewegende Geschichte zu entdecken, sondern auch Werkzeuge kennenzulernen, die uns allen helfen können, in schwierigen Zeiten Resilienz und Gelassenheit zu finden.

Möge dieses Buch Sie inspirieren, den Raum der Stille in sich zu erkunden und die Kraft, die darin liegt, zu entfalten.

Dr. med. Tobias Conrad

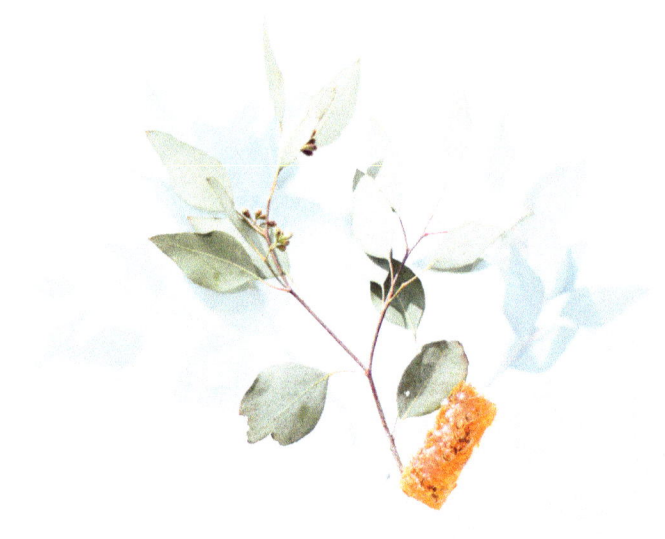

EINLEITUNG

*Heilung beginnt in uns, wenn wir unsere Geschichte
mit offenem Herzen annehmen und den Mut finden, sie
mit anderen zu teilen.*

Tagebucheintrag

2. März 2023, Tag 0
Diagnose Brustkrebs, Therapie und Verlauf unbekannt.

Die Diagnose traf mich wie ein Blitz und riss mich in eine bodenlose
Leere. Noch vor zwei Wochen war mein Leben vollkommen geregelt:
Ich war Mutter einer dreieinhalbjährigen Tochter, Pflegefachfrau in einem Krankenhaus, Wellnesstrainerin, Ehefrau, Tochter, Freundin – inmitten der verschiedenen Rollen meines Lebens. Meine grössten Sorgen drehten sich darum, wie wir unseren Tag gestalten, wohin die
nächste Urlaubsreise gehen könnte oder was wir abends essen würden.
Alles schien stabil und geordnet.
Doch plötzlich wurde mein Leben auf den Kopf gestellt, und ich stürzte
in ein tiefes Loch – ohne zu wissen, wann der unvermeidliche Aufprall
kommen würde. Meine Gefühle fuhren Achterbahn. Die Diagnose hatte
mein Leben schlagartig verändert. Gedanken an Krebs, den Tod, die
Ungewissheit der Zukunft, Chemotherapie und andere Behandlungen
überrollten mich.
Gleichzeitig spürte ich in mir eine ungeahnte Kraft. Da war ein unbän-
diger Wille, mich diesem Kampf zu stellen, für mein Leben und meine

Gesundheit zu kämpfen – und dabei selbstbestimmt zu bleiben. Doch so schnell wie dieser Wille aufkam, wirbelten auch wieder unzählige Fragen durch meinen Kopf: «Wie konnte das passieren?», «Das darf doch nicht wahr sein!» und «Was kann ich tun?»

Alles, was ich bislang als sicher und verlässlich empfunden hatte, schien mir plötzlich zu entgleiten und wurde dunkel, unsicher und fragil.

Es sind oft solche unvorhergesehenen Ereignisse, die uns zwingen, innezuhalten und unser Leben neu zu überdenken. So schwer diese Erfahrung auch war, sie bot mir gleichzeitig die Gelegenheit, aus dem Hamsterrad des Alltags auszusteigen und die Chance für einen Neuanfang zu ergreifen. Diese Erkenntnisse kamen natürlich nicht sofort, sondern entwickelten sich schrittweise auf meinem Weg.

Die Diagnose war ein gewaltiger Einschnitt, der viele Fragen und Ängste hervorrief, mich aber auch gleichzeitig dazu zwang, mein Leben zu überdenken und mich nun endlich an erste Stelle zu setzen. Anstatt in Verzweiflung zu versinken, begann ich, meine Erlebnisse zu dokumentieren. Der Tag der Diagnose wurde für mich zu «Tag 0», und ab diesem Zeitpunkt führte ich Tagebuch. Das Schreiben half mir, das Geschehene zu verarbeiten und gab mir Halt.

Über ein Jahr nach der Diagnose begann ich, die Notizen zu lesen und abzutippen, was sich wie eine Aufarbeitung anfühlte. Ich konnte das Erlebte besser verstehen und es als Teil meiner Geschichte annehmen. Beim Lesen durchlebte ich die Gefühle und den Schmerz erneut. Doch diesmal aus einer gewissen Distanz, die mir half, die Emotionen anzunehmen und zu integrieren und bestimmte Themen erneut zu betrachten und zu verarbeiten.

Deshalb meine Einladung an dich: Schreibe deine Gedanken, Gefühle und Erlebnisse ebenfalls nieder. Was du danach damit machst, bleibt dir überlassen. Du kannst sie beiseitelegen, verbrennen oder vielleicht sogar auch ein Buch daraus schreiben. Oder du findest deine eigene Art, deine Erlebnisse zu verarbeiten. Es ist äusserst wichtig, eine eigene Bewältigungsstrategie zu entwickeln. Damit du mit einer solchen Diagnose und dessen Behandlung umgehen kannst und um zu verhindern, dass sich daraus ein Trauma entwickelt. Sei es durch Schreiben, Gespräche mit Freunden oder durch die Unterstützung eines Therapeuten. Dies sind nur einige der Strategien, die dir die Möglichkeit bieten, diese herausfordernde Zeit besser zu überstehen.

Aus meiner persönlichen Erfahrung ist ENT-spannung ein Schlüssel zu einem erfüllteren Leben. Wenn wir unsere Aufmerksamkeit von den äusseren Baustellen abziehen, können wir wieder spüren, welche Gefühle, Wünsche und Bedürfnisse in uns schlummern. Das ist besonders wichtig, wenn wir uns in einer Krankheitsphase befinden. Doch auch in Zeiten, in denen alles ruhig und harmonisch erscheint, sollten wir diesen Aspekt bewusst in unser Leben integrieren. Denn genau dann haben wir die Möglichkeit, Methoden und Techniken zu sammeln und unseren Resilienz-Koffer zu füllen. Für mich war Entspannung und Achtsamkeit ein wesentlicher Bestandteil meines Heilungsprozesses.

Schon immer habe ich mich nicht mit Problemen abgefunden, sondern aktiv nach Lösungen gesucht, um mir mein Leben zu erleichtern. Auch während meiner Erkrankung war es mir wichtig, so selbstbestimmt wie möglich unterwegs zu sein. Ich eignete mir Wissen an, las Bücher, hörte Podcasts, schaute Filme und recherchierte intensiv. Beim Schreiben dieses Buches habe ich mich noch einmal tiefer mit verschiedenen Fakten und Informationen auseinandergesetzt. Dabei geht es mir hier nicht darum, Fachwissen zu vermitteln — dafür gibt es Experten. Vielmehr möchte ich die vielen Möglichkeiten aufzeigen, die uns selbst in grossen Herausforderungen zur Verfügung stehen.

Mit meinen Erfahrungen aus der Erkrankung, meinen Ausbildungen und Recherchen möchte ich eine Brücke zwischen Schul- und Alternativmedizin bauen. Eine Verbindung, die beide Ansätze vereint und Raum für einen individuellen und ganzheitlichen Heilungsweg lässt.

Das Buch ist in zwei Teile gegliedert. Im ersten Teil lasse ich dich an meiner Reise durch die Erkrankung teilhaben - mit all ihren Höhen und Tiefen. Vielleicht kann ich dich damit durch deine eigene Geschichte begleiten, fast wie eine Freundin. Denn ich weiss, wie einsam man sich in solch einer Situation fühlen kann und nicht, weil man allein wäre, sondern weil niemand Entscheidungen oder die Last dieser Krankheit abnehmen kann. Durch das Teilen meiner Erfahrungen als Betroffene, aber auch meinen Erlebnissen als Angehörige von Krebserkrankten, hoffe ich, dir Mut machen zu können. Mut, dass wir, trotz allem, selbstbestimmt und mit einer positiven Grundhaltung, durch die Erkrankung gehen können.

Im zweiten Teil biete ich praktische Unterstützung und konkrete Wege, um mit schwierigen Situationen umzugehen. Hier findest du Reflexionsfragen, Meditationen, Adressen und vieles mehr. Alle Methoden habe ich selbst angewendet: Einige habe ich für mich entwickelt, andere stammen aus verschiedenen Quellen und sind entsprechend gekennzeichnet.

Nach jedem Kapitel findest du eine kurze Zusammenfassung unter dem Titel «Was ich gelernt habe». Diese Abschnitte sollen dir helfen, meine wichtigsten Erkenntnisse in deinen Alltag zu integrieren, falls sie auch für dich stimmig sind. Am Ende des Buches teile ich Affirmationen, die dir Kraft schenken können. Du kannst sie auch beim Yoga Nidra[1] (im Meditationsbereich) als Sankalpa[2] verwenden oder als morgendliches Ritual nutzen. Wähle einen Satz, der dich anspricht, und wiederhole ihn, um Kraft daraus zu schöpfen.

Ich möchte betonen, dass dieses Buch keine Anleitung ist und kein Ersatz für eine medizinischen Behandlung. Ich bin keine Ärztin oder Therapeutin und spreche keine Empfehlungen aus.
Dieses Buch ist vielmehr eine Sammlung von Erfahrungen und Techniken, die mir geholfen haben. Wir alle sind jedoch unterschiedlich. Deshalb möchte ich dich ermutigen, dich selbst und deine Bedürfnisse zu spüren und deinen eigenen Weg selbstbestimmt zu wählen.
Deine Geschichte ist anders als meine. Nimm das aus diesem Buch mit, was sich für dich stimmig anfühlt. Hinterfrage kritisch, ob etwas für dich und dein Leben richtig erscheint, egal ob Schul- oder Alternativmedizin oder der Inhalt dieses Buches. Besprich wichtige Entscheidungen mit deinem Arzt, Therapeuten oder einer vertrauten Person.

Dieses Buch ist mehr als nur meine persönliche Reise mit der Diagnose Brustkrebs. Es ist eine Einladung, gemeinsam auf die Kraft unserer Geschichten zu vertrauen. Denn diese können heilen und Mut machen. Wenn wir offen über unsere Sorgen und Herausforderungen sprechen, zeigen wir anderen, dass niemand allein ist. Denn aus den Geschichten anderer lernen wir, wachsen wir und finden Halt.
Zum Schluss dieser Einleitung möchte ich darauf hinweisen, dass die Wahl der männlichen Schreibform ausschliesslich der flüssigeren Les-

barkeit dient. Es ist mir wichtig, dass sich alle Menschen, jeglicher Geschlechtsidentität eingeladen und angesprochen fühlen. Das Buch ist für alle, die sich darauf einlassen möchten.

Ich danke dir, dass du dieses Buch liest und mir das Vertrauen schenkst, dich auf deiner Reise begleiten zu dürfen. Lass uns gemeinsam die Kraft unserer Geschichten entdecken und den Mut finden, unsere eigenen Wege zu gehen.

1. Teil
MEINE GESCHICHTE

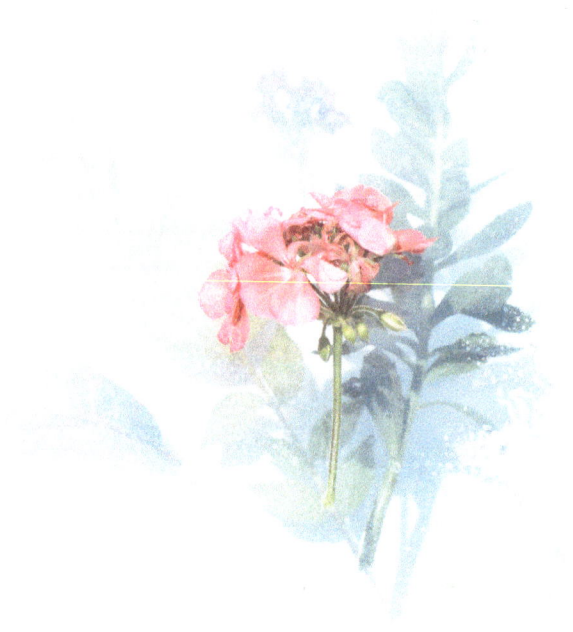

VORGESCHICHTE

Manchmal sind es unsere grössten Ängste, die uns den Weg zur Wahrheit weisen – doch es ist der Mut, der uns hindurchführt.

Die Familiengeschichte

Ich erinnere mich sehr gut daran, als meine Patentante mit einer Perücke zum Weihnachtsfest kam. Ich war etwa zehn Jahre alt. Meine Eltern erklärten mir, dass sie Brustkrebs hatte. Diese Information konnte ich damals noch nicht wirklich einordnen, doch ich spürte als Kind, dass es etwas Ernstes war. Ich wusste auch, dass meine Grossmutter mütterlicherseits gestorben war, noch bevor ich auf die Welt kam. Man vermutete ebenfalls Krebs, doch es war eine andere Zeit, und damals nahm man es mit den Abklärungen nicht so genau.

Im Jahr 2010 erhielt meine Mutter die Diagnose Brustkrebs. Drei Monate nach einer Mammografie[3] ertastete sie selbst einen Knoten in ihrer rechten Brust. Es war ein Schock für uns alle. Sie überstand die Therapien gut und ist seither wieder gesund. Einige Jahre später erkrankte auch ein weiteres Familienmitglied an Brust- und Eierstockkrebs. Damit wurde das Thema in unserer Familie immer präsenter, und bald stellte sich die Frage, ob wir weiblichen Familienmitglieder uns alle testen lassen sollten, um herauszufinden, ob wir Trägerinnen einer der häufigsten Genmutationen sind, die Brustkrebs begünstigen. Für mich kam das jedoch nicht in Frage. Ich wollte nicht wissen, ob ich vielleicht irgendwann Krebs bekommen könnte. Auch hätte man bei einem solchen Gentest konsequenterweise überlegen müssen, ob man sich präventiv die Eierstöcke und Brüste entfernen lassen sollte, da dies empfohlen wird. Mein Leben und meine Gesundheit mit solchen Gedanken und solch grossen Eingriffen zu belasten, kam für mich nicht in Frage. Auch heute würde ich mich wieder so entscheiden.

Alle paar Jahre liess ich eine Mammografie durchführen, und ich tastete regelmässig meine Brüste ab. Ich interessierte mich sehr für einen gesunden und bewussten Lebensstil, sodass ich mir keine Sorgen um meine Gesundheit machte. Nie hätte ich gedacht, dass es mich einmal treffen könnte.

Nach der Geburt meiner Tochter im Jahr 2019 liess ich keine gynäkologischen Vorsorgeuntersuchungen mehr durchführen. Einerseits wusste ich, dass bei einer möglichen Genmutation insbesondere die Brüste und Eierstöcke betroffen wären. Aus meiner Tätigkeit als diplomierte Pflegefachfrau hatte ich leider mehrmals erlebt, dass Mammografien zunächst unauffällig waren und Frauen einige Monate später selbst einen Knoten ertasteten. Zudem werden die Eierstöcke nicht immer mituntersucht, und der Abstrich war in meinem Fall weniger relevant. Auch wollte ich meine Brüste nicht jährlich der Strahlenbelastung einer Mammografie aussetzen, da man ohnehin ein erhöhtes Risiko vermutete. Andererseits nahm ich mir einfach nicht die nötige Zeit für meine Gesundheit.

Meine persönliche Erfahrung – sowohl in der Familie als auch in meiner Arbeit im Krankenhaus – zeigt, dass die meisten Frauen den Knoten selbst entdecken und nicht bei einer Vorsorgeuntersuchung. Deshalb möchte ich den Rat meiner Gynäkologin unterstreichen:

Lerne deinen Körper gut kennen, damit du weisst, wie er sich in den verschiedenen Phasen deines Zyklus anfühlt. So wirst du zum Experten deines eigenen Körpers und bemerkst am schnellsten, wenn sich etwas verändert.

Die Diagnose: Ein Knoten verändert alles

Mitte 2022 hatte ich wiederkehrende seltsame Ängste oder Vorahnungen. Ich hatte wiederholt Visionen, wie ich einen Knoten in meiner Brust ertastete. Zuerst nahm ich das nicht ernst. Doch als die Ängste monatelang blieben, beunruhigte es mich. Ich vereinbarte einen Kontrolltermin. Die reguläre gynäkologische Kontrolle verlief unauffällig. Da die letzte Mammografie bereits über fünf Jahre zurücklag, willigte ich zu einer erneuten ein. Aufgrund der Feiertage und des Abwartens des richtigen Zyklusfensters, das bei jüngeren Frauen relevant ist, verstrichen viereinhalb Monate, bis die Mammografie stattfand. Ich war nicht beunruhigt, da es nur eine Routineuntersuchung war.

Etwa zwei Wochen vor dem Mammografie-Termin machte ich mit meiner Tochter einen Ausflug. Sie sass auf dem Rücksitz in ihrem Kindersitz, und ich wollte ihr etwas helfen. Ich drehte mich nach hinten um und der Autositz drückte seitlich auf meine linke Brust, was mir plötzlich sehr weh tat. Ich vermutete eine Zyste und dass sich durch den Druck nun ein kleines Hämatom bildete, welches bestimmt schnell wieder verschwindet. Die Schmerzen blieben jedoch. Ich berührte die Stelle immer wieder, spürte aber nichts Aussergewöhnliches.

Am 20. Februar 2023, kam ich abends von meinem Spätdienst im Spital nach Hause und wollte duschen. Ich fasste wieder an die schmerzende

Stelle und berührte einen Bereich etwas weiter oben. Es durchfuhr mich wie ein Blitz. Ich ertastete einen Knoten. Ich erstarrte. Da war es, das Bild meiner Vision. Ich versuchte, rationale Gründe für diesen Knoten zu finden, um mir selbst die Angst zu nehmen. Es konnte doch nicht sein, dass mir so etwas mit 39 Jahren und einem kleinen Kind passiert.

Am nächsten Tag fanden glücklicherweise die geplante Mammografie und der Ultraschall statt. Ich erzählte dem Arzt vor dem Ultraschall von den Schmerzen und dem Knoten. Er meinte: «Wenn es schmerzt, ist es nichts Schlimmes.» Mir fiel ein Stein vom Herzen. Ich dachte, dass alles gut werden würde. Doch als er den Ultraschallkopf auf die Brust setzte, sagte er sehr schnell: «Ich muss meine Aussage revidieren. Was ich hier sehe, müssen wir unbedingt weiter abklären.» Gleichzeitig beruhigte er mich und sagte, dass es verschiedene Ursachen haben könne. Doch die Angst hat sich bereits in mir breit gemacht. Ich versuchte, mich immer wieder zu beruhigen und redete mir innerlich zu, dass es nicht immer gleich Krebs sein müsse und es viele andere, harmlose Ursachen geben könnte.

Nun begann die ganze Odyssee an Untersuchungen. Einige Tage später wurde ein MRT[4] durchgeführt, welches den Verdacht auf einen bösartigen Befund bestätigte. Ein paar Tage darauf fand die Biopsie[5] statt und neun Tage nach der Mammografie kam dann die Diagnose.

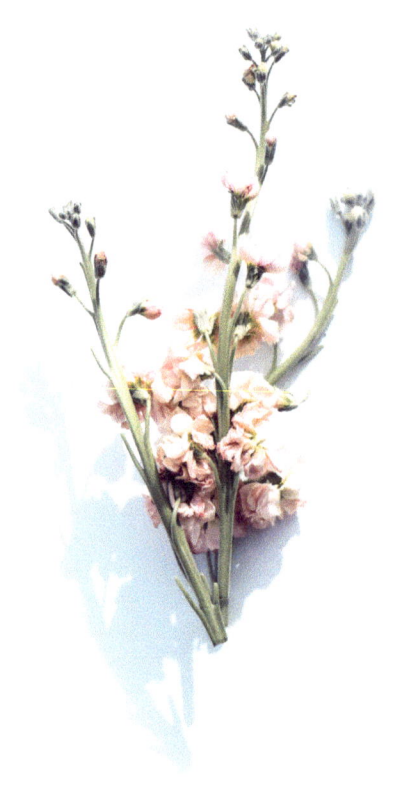

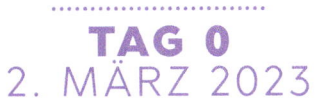

TAG 0
2. MÄRZ 2023

Eine grosse Stärke zeigt sich oft darin, das Ungewisse zu ertragen, still zu verweilen und im Loslassen neue Kraft zu schöpfen.

Ein tiefer Fall ins Ungewisse

Drei lange Tage musste ich nach der Biopsie auf das Ergebnis warten. In dieser Zeit schickte ich viele Stossgebete zum Himmel und hoffte, dass alles nur ein böser Traum sei.

Am Morgen des 2. März 2023 erhielt ich von der Gynäkologin eine SMS, in der sie mich bat, am Abend um 17:30 Uhr zu ihr in die Praxis zu kommen. Ich vermutete das Schlimmste und ich sagte noch zu einer Freundin, dass dies nichts Gutes bedeuten könne. Sie versuchte, mich zu beruhigen und meinte, sie sei jedes Mal in die Praxis gebeten worden, um Befunde zu besprechen. Das müsse nichts bedeuten. Ich bemühte mich, dies zu glauben.

Pünktlich nahm ich im Wartezimmer Platz. Ich hatte schöne Erinnerungen an diesen Raum, da ich hier während der Schwangerschaft mit meiner Tochter sass und mich auf mein Mädchen freute.
Meine Gynäkologin holte mich ab. Ich sah es schon an ihrem Blick – sie konnte meinem nicht standhalten – es würde keine guten Neuigkeiten geben. Eigentlich hätte ich da schon wieder nach Hause gehen können,

denn für mich war klar, was sie mir nun sagen würde. Wir setzten uns. Sie erklärte mir, dass ich einen bösartigen und schnell wachsenden Tumor in meiner linken Brust habe und zeigte mir den Bericht. Ich las den Bericht ganz genau – da stand mein Name, mit meinem Geburtsdatum und der Diagnose: *Adenokarzinom der Mamma links*. Es war total surreal. Ich stellte irgendwelche unlogischen Fragen, weil ich nicht wusste, was ich sagen sollte. Es wurde Blut für das bevorstehende PET-CT[6] abgenommen. Die Ärztin umarmte mich und verkniff sich eine Träne.

Mit dem Auto fuhr ich nach Hause und fühlte mich tieftraurig, weil ich nun meinen Liebsten solche schlimmen Nachrichten überbringen und ihnen Kummer und Sorgen bereiten musste. Ich wusste nicht, was ich meinem Mann und meiner Tochter sagen sollte.

Zu Hause angekommen, brauchte es gar nicht viele Worte. Mein Mann sah es mir an und so weinte ich zuerst lange mit ihm und unserer Tochter. Es war alles so unkonkret und nicht fassbar. Da war nur die Diagnose. Wie es weitergehen würde, war ungewiss. In dieser Ungewissheit zu hängen und nicht zu wissen, wohin der Weg führt, ist rückblickend eine der schlimmsten Erfahrungen gewesen.

Nach meinem Mann teilte ich einer Freundin, meiner Mutter und meiner Schwester die Diagnose mit. Gleichzeitig bat ich darum, dass wir positiv bleiben, keine Teufel an die Wand malen und ich nicht als Kranke behandelt werden möchte. Dies, um den Fokus auf die Möglichkeiten zu richten und das Beste aus dieser Situation herauszuholen. Ich wollte nicht ständig gefragt werden, wie es mir geht. Rückblickend war dies für alle Beteiligten wahrscheinlich etwas zu viel verlangt in einer solchen Situation. Aber für mich fühlte es sich in diesem Moment richtig an.

Einige Tage zuvor hatte ich ein Buch von Dr. O. Carl Simonton zur Hand genommen, das lange Zeit ungelesen herum lag. Es heisst *Auf dem Weg der Besserung*. Darin beschreibt Simonton, der das Simonton-Cancer-Center gründete, wie man seine Heilung aktiv angehen kann. Besonders im Gedächtnis blieb mir der Rat, seinen Angehörigen klar zu kommunizieren, was man möchte – zum Beispiel, nicht ständig an die Krankheit erinnert zu werden. Dies fand ich wichtig, da ich mich nun voll auf meine Genesung konzentrieren wollte.

Was ich gelernt habe:

○ **Halte den Fall ins Ungewisse aus:** Es gibt Momente, in denen keine Lösung in Sicht und die Unsicherheit schwer zu ertragen ist. Erlaube dir, in diesen Momenten nichts zu tun und einfach zu akzeptieren, was gerade da ist. Manchmal besteht die Aufgabe darin, alles so sein zu lassen und zu lernen, dies auszuhalten.

○ **Trauer zulassen:** Trauer ist ein natürlicher und notwendiger Teil des Heilungsprozesses. Erlaube dir, den Schmerz zu spüren, anstatt ihn zu unterdrücken. Nur so kannst du vollständig heilen. Setze dir Zeitfenster, in denen du deiner Trauer vollständig Raum gibst, um dich nicht darin zu verlieren.

○ **Verstosse deine Liebsten nicht:** Auch wenn es in schwierigen Zeiten leichter erscheint, sich zurückzuziehen, ist es wichtig, dich nicht von den Menschen zu isolieren, die dir nahestehen. Geteiltes Leid und geteilte Trauer sind leichter zu ertragen.

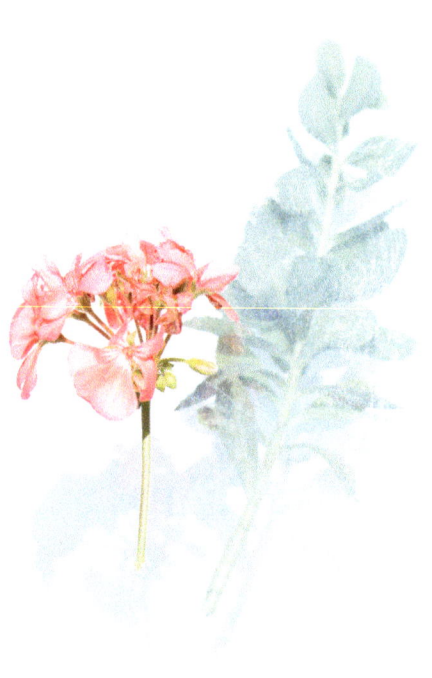

Krisen sind Angebote des Lebens, sich zu wandeln.
Man braucht noch gar nicht zu wissen, was neu werden soll.
Man muss nur bereit und zuversichtlich sein.
– Luise Rinser[7]

Vorbereitung auf den nächsten Schritt

Die ersten Wochen waren geprägt von Terminen. Vorbereitungen und Abschieden. Ich bereitete mich auf einen neuen Lebensabschnitt vor: die Chemotherapie[8] und meine Heilreise. Gleichzeitig verabschiedete ich mich von meinem alten Ich und meinem bisherigen Leben. Seit der Diagnosestellung hatte ich nie Angst vor dem Sterben. Von Anfang an begleitete mich das Gefühl: «Da musst du jetzt durch. Auf der anderen Seite scheint dann wieder die Sonne.» Tief in mir spürte ich ein Vertrauen, dass alles richtig und gut ist, so wie es ist und dass es gut ausgehen wird.

Natürlich versuchte mein Verstand mir immer wieder Angst zu machen, es war kein konstantes Gefühl und es gab viele Schwankungen. Zwischendurch kam immer wieder der Gedanke: «Und was, wenn nicht?» Aber in Momenten der Meditation oder wenn ich ganz bei mir war, hatte ich ein tiefes Gefühl, dass ich diese Herausforderung meistern werde.

Eine weitere prägende Erfahrung machte ich, als ich in den Tumor hineinspürte. Als ich früher im Krankenhaus mit krebskranken Menschen arbeitete, stellte ich mir immer vor, wie schrecklich es sich anfühlen müsste, wenn vom eigenen Körper eine solche Bedrohung ausgeht. Ich dachte auch, dass ich eine innere Ablehnung meines Körpers empfinden würde. Dieser Gedanke kam mir in dieser Zeit wieder in den Sinn. Doch als ich still sass und in meinen Körper und den Tumor hineinspürte, fühlte ich sehr viel Liebe und Frieden. Es war kein Gefühl der Ablehnung, der Trennung oder Bedrohung. Im Gegenteil: Es fühlte sich an, als wäre der Tumor ein Teil von mir. Mein Körper hatte ihn erschaffen, und nun schrie er nach Aufmerksamkeit und Heilung. Es war kein «böses» Gefühl, auch wenn der Tumor offensichtlich eine Gefahr für mein Leben darstellte. Diese Erfahrung hinterliess einen tiefen Eindruck bei mir, denn mir wurde klar, dass ich sogar einen «aggressiven» Tumor als Teil von mir akzeptieren und für Wachstum und Heilung nutzen konnte.

Vertrauen in den eigenen Weg: Die Balance zwischen Schulmedizin und Naturheilkunde

Vor der Chemotherapie fürchtete ich mich jedoch sehr.
In meiner gesamten Zeit als Pflegefachfrau waren für mich Krebspatienten und ihre Chemotherapien das Schrecklichste, da ich sie durch die entsprechende Erfahrung mit unkontrollierbar und unheilbringend assoziierte. Deshalb sagte ich früher immer: «Ich würde keine Chemotherapie machen, wenn ich an Krebs erkranken würde.» Doch wenn man selbst in der Lage ist, sieht es wieder anders aus.
Ich wusste nicht, wie ich mit dieser Tatsache der Chemotherapie umgehen sollte. In den letzten Jahren lebte ich sehr naturbewusst, verzichtete, wo immer es ging, auf Chemie und wählte natürliche Alter-

nativen. Umso härter traf mich die Information nach dem Tumorboard, dass ich um eine Chemotherapie nicht herumkommen würde, da der Tumor sehr schnell wuchs und aggressiv war. Ich hatte panische Angst vor der Therapie und vor allem davor, nicht mehr für meine Tochter sorgen zu können. Ich stellte mir vor, dass ich schwere Nebenwirkungen erleiden und am Ende ein Pflegefall sein könnte. Zwischendurch malte ich mir regelrechte Horrorszenarien aus.

Vielleicht fragst du dich, warum ich trotz meiner Ängste die Entscheidung für die Chemotherapie getroffen habe, anstatt wie einige andere Frauen alternative Behandlungsmethoden in Betracht zu ziehen.
Natürlich hatte auch ich darüber nachgedacht, alternative Heilmethoden zu wählen. Aber trotz meiner Angst vor der Chemotherapie fühlte sich das für mich nicht stimmig an. Zudem trage ich die Verantwortung für meine dreijährige Tochter, und meine Entscheidungen betrafen nicht nur mich, sondern auch sie und meine Familie. Ich hatte ausserdem das Gefühl, dass meine Krankheit tiefergehende Ursachen hatte – sei es auf körperlicher, geistiger, seelischer oder emotionaler Ebene – die Zeit brauchten, um vollständig zu heilen.
Monate später bestätigte mein Arzt, von dem ich mich noch immer in einer komplementären Klinik behandeln lasse, mein Gefühl in einem YouTube-Video[9]. Er sagte dort, dass gewisse Tumore sehr wohl alternativ behandelt werden könnten, dass es jedoch auch Tumorformen gibt, die so aggressiv sind, dass alternative Methoden zu langsam wirken und man sterben könnte, bevor sie anschlagen. Wahrscheinlich realisierte ich aus Selbstschutz erst viel später, dass ich einen G3-Tumor hatte. Tumore werden je nach Schweregrad in G1, G2 und G3 klassifiziert. Mein Tumor gehörte zu G3, was bedeutet, dass er besonders ag-

gressiv war. Deshalb hätte mich der Tumor wahrscheinlich umgebracht, bevor ich all mein Ungleichgewicht auf körperlicher, geistiger und seelischer Ebene hätte beheben können.

Ich beobachte vor allem auf Social Media, dass viele Menschen entweder die Schulmedizin oder die Alternativmedizin stark befürworten und das jeweils andere konsequent ablehnen. Ich halte beide Haltungen für gefährlich. Oft entscheiden sich Menschen nur für eine Richtung, nicht weil sie wirklich von ihr überzeugt sind, sondern weil sie die andere ablehnen. Dadurch entsteht eine Entscheidung, die eher aus einer negativen Haltung heraus getroffen wird, statt aus einer positiven Wahl für das, was sich wirklich stimmig anfühlt.

Auch ich hatte die Schulmedizin zeitweise abgelehnt, weil ich mich schlecht behandelt fühlte. Doch das bedeutete nicht, dass die Therapie an sich schlecht war. Vielmehr ging es darum, dass der Therapeut oder die Behandlungsmethode nicht zu mir passte oder dass es vielleicht eine Kombination aus mehreren Ansätzen benötigte, die auf verschiedenen Ebenen ansetzen. In einem Land mit so vielen Möglichkeiten sollten wir die verschiedenen Ressourcen kennen und in Ruhe herausfinden, was für uns wirklich funktioniert – ohne etwas vorschnell abzulehnen.

Spüre in dich hinein, was für DICH passend ist. Lehne nichts kategorisch ab.
Lass dich nicht von dem leiten, was du NICHT willst, sondern von dem, was du WIRKLICH willst.

Glücklicherweise habe ich meine Freundin Nicole, die auf der Onkologie als Pflegefachkraft arbeitet und mich während dieser Zeit sehr unterstützt hat. Sie hat mir bei verschiedenen Entscheidungen geholfen, mir zugehört und bei ihrem Chef eine Zweitmeinung eingeholt. Das war mir sehr wichtig, um sicherzugehen, dass die Entscheidung für die Chemotherapie die richtige war. Auch dieser Arzt bestätigte das Vorgehen meiner Ärzte, was es natürlich nicht einfacher machte. Nun wusste ich, dass ich mein Mindset und meine innere Haltung gegenüber der Behandlung ändern musste, und das fiel mir schwer. So wie ich innerlich gerade unterwegs war, konnte es nicht gut kommen. Es half mir sehr, viel in die Natur zu gehen, mich zu erden, mich mit den Kräften der Elemente zu verbinden und den Boden unter mir zu spüren. Ich machte viele Meditationen und legte den Fokus darauf, meine Selbstheilungskräfte zu stärken.

Vertrauen und Loslassen:

Die PET-CT-Untersuchung

Als Nächstes ging es darum, im PET-CT zu schauen, ob es Metastasen in meinem Körper gibt.

Während ich in diesem dunklen Raum lag und darauf wartete, dass sich die radioaktive Substanz in meinem Körper ausbreitete, wechselten sich Panik und Ruhe in mir ab. Was für eine schlimme Vorstellung, dass ich eine radioaktive Substanz in mir habe! Ich spürte, dass ich auch hier anders an diese Untersuchung herangehen musste. So fühlte es sich für mich nicht richtig an. Ich bin überzeugt davon, dass unsere innere Welt immer mit dem äusseren Handeln übereinstimmen sollte. Wenn ich mich für eine Behandlung oder Untersuchung entscheide, sollte ich mit einem Gefühl des Vertrauens dabei sein, dass dies das Richtige ist, um meinem Körper die richtige Information zu senden.

Ich erinnerte mich an einen Satz, den ich einmal in einem Buch gelesen hatte, und formulierte ihn für mich um. Dieser Satz wurde zu einer kraftvollen Affirmation für die Untersuchung. Immer wieder sagte ich mir diesen Satz wie ein Mantra. Er beruhigte mich auf einer tieferen Ebene:

Ich bin eine Schülerin meines Lebens und vertraue darauf, dass das Universum nur Gutes für mich bereithält. Ich lasse los und vertraue.

Diese Affirmation begleitete mich noch lange auf meinem Weg. Sie machte die Probleme nicht kleiner, aber sie liess mich in ein Vertrauen finden – ich fühlte mich begleitet und beschützt.

Die Untersuchung verlief komplikationslos. Einige Stunden später bekam ich den erlösenden Anruf: Ich war ansonsten krebsfrei und es wurden keine Metastasen entdeckt! Was für ein riesiger Stein mir vom Herzen fiel!

Nun konnte ich aufatmen. Und es stärkte mein Vertrauen in einen guten Ausgang. Welch grossartige Nachricht!

Von Anfang an war mir klar, dass ich den Weg der Schulmedizin durch meinen Naturheilpraktiker begleiten lassen wollte, um meinen Körper zu kräftigen, Nebenwirkungen abzuschwächen und um die Therapieprozesse zu unterstützen. Er mass Werte wie Toxine im Körper, Mineralstoffe, Vitamine und andere Parameter, wie den Stoffwechsel und das autonome Nervensystem. Diese Tests bestätigten mir ein Gefühl, das ich die ganze Zeit über spürte, und der Naturheilpraktiker ermutigte mich. Er sagte, es gebe zwar ein paar Werte, die Verbesserungspotenzial hätten, aber er habe anhand meiner Werte noch keinen so gesunden Krebspatienten gesehen. Er war überzeugt, dass ich dies mit meiner Einstellung und meinem Körper schaffen würde. Er betonte, dass ich nun mein Handeln «proaktiv» – im Hinblick auf meinen Körper und meine Gesundheit – und nicht «reaktiv» – als Reaktion auf die Krankheit – ausrichten sollte. Dieser Hinweis zu meiner Haltung war für mich sehr wichtig, da er mich daran erinnerte, wie entscheidend meine Einstellung für den Heilungsprozess ist.

Ein wichtiger Teil seiner Behandlung war es auch, den Geist mittels individuell auf mich zugeschnittenen Meditationen auszurichten. Wir besprachen das aktuelle Thema und er nahm anhand einer speziellen Abfolge eine 5- bis 10-minütige Meditation für mich auf, die er mir per WhatsApp schickte. Diese Meditation hörte ich dann immer und immer wieder.

Zwischenzeitlich las ich im Buch von Dr. O. Carl Simonton weiter, welches mich sehr inspirierte. Er schreibt, dass man seine Überzeugungen und alten Informationen über Krebs über Bord werfen sollte. Vieles, was wir darüber glauben zu wissen, basiert auf Gehörtem oder Theorien, die längst überholt sind.

Es ist nicht MEINE Geschichte, sondern die von anderen Menschen mit einer ganz anderen Ausgangslage als ich sie habe.

Mit Hilfe dieses Buches entwickelte ich eine neue Perspektive auf die Erkrankung. Es hat mich ermutigt, aktiv an meiner Genesung zu arbeiten und nicht nur passiv auf die medizinische Behandlung zu hoffen.

Einige kraftvolle Aussagen aus dem Buch
Auf dem Weg der Besserung

Gedanken und Überzeugungen über Krebs und Chemotherapie:

1. **Krebszellen sind die schwachen und entarteten Zellen.**
   ○ Die gesunden Zellen sind die, die stark und heil sind.

2. **Krebs macht in der Regel einen gewissen prozentuellen Anteil im Körper aus.**
   ○ Der grösste Teil des Körpers ist jedoch gesund und besitzt enorme Selbstheilungskräfte. Diese kann ich aktivieren und stärken.

3. **Der Arzt ist wie der Fussballtrainer beim Fussballmatch.**
   ○ Er kann mich coachen und mir gewisse Dinge zeigen. Ich stehe jedoch auf dem Spielfeld und entscheide selbst über den Verlauf. Ich übernehme die Verantwortung für die Genesung und die Behandlung, welche durchgeführt wird und welche nicht.

4. **Die Krebsbehandlung und die Ärzte verschaffen mir Zeit, meinen Körper zu heilen und den Krebs zu behandeln.**
   ○ In dieser Zeit kümmere ich mich um meinen Geist und meine Seele. Ich höre auf meinen Körper und finde die Gründe für meine Erkrankung.

5. **Unsere Gefühle und Überzeugungen können unser Immunsystem beeinflussen und uns somit gesund oder krank machen.**
   ○ Unsere Gefühle und Überzeugungen zu verändern, ist erlernbar.

Neue Termine warteten auf mich. Ich hatte ein Gespräch mit der Onkologin über die bevorstehende Chemotherapie, und wir vereinbarten den Starttermin drei Wochen später. Wir hätten früher beginnen können, aber ich wählte diesen Starttermin bewusst. Der Grund dafür war, dass ich mir Zeit verschaffen musste, um meinen Geist und meinen Körper auf die kommende Zeit auszurichten. Zudem wurde die Clipmarkierung[10] des Tumors durchgeführt. Dabei wird der Tumor mit einem kleinen Clip markiert, um zu wissen, wo er sich befindet, auch wenn er durch die Chemotherapie schrumpfen oder sogar verschwinden sollte. Es ging vorwärts. Das war einerseits beängstigend und andererseits beruhigend – immerhin gab es Fortschritte. Doch die Angst und der Widerstand gegen die Behandlung waren immer noch vorhanden. Die Ärzte bemühten sich, alles so schnell wie möglich in Gang zu bringen. Meine Gedanken und Stimmungen fuhren währenddessen Achterbahn. In einem Moment konnte ich mich sehr gut selbst tragen, und im nächsten Moment befand ich mich in einem freien Fall.

Heilung durch Achtsamkeit: Meine tägliche Routine

Routinen, die mir in dieser Zeit Sicherheit gaben:

- Recherchieren: Ich habe intensiv recherchiert – nicht darüber, was alles Schlimmes passieren könnte, sondern wie ich mir helfen und mich unterstützen kann und welche Alternativen es gibt. Ich legte den Fokus auf Lösungen, weg von den Problemen. Dabei stiess ich auf Themen wie Ernährung, Nahrungsergänzungsmittel, Studien über Fasten und vieles mehr.

○ Naturheilpraktiker und Bioresonanz: Bei meinen Naturheilpraktikern machte ich Bioresonanz und fühlte mich danach immer ausgeglichener. Auch praktizierte ich regelmässig, die auf mich personalisierte Meditation. Es ging für mich darum, Vertrauen zu fassen, dass die Chemotherapie mich heilt und mir «guttut».

○ Öffnen und Verletzlichkeit zeigen: Ich habe mich geöffnet und mich verletzlich gezeigt – allerdings nur bei den Menschen, bei denen ich es wollte. Wir müssen uns nicht überall verletzlich zeigen, aber sich bei ausgewählten Personen zu öffnen, ist sehr wichtig. Es hilft bei der Heilung.

○ Yoga Nidra und Meditation: Ich habe regelmässig Yoga Nidra praktiziert, eine Methode, bei der man durch das Unbewusste mit einem Vorsatz oder einer Affirmation – dem sogenannten Sankalpa – arbeitet. Ich habe diese Praxis auf mich personalisiert, und sie hat mir sehr geholfen, ein positives Mindset zu entwickeln. Auch andere Meditationen gaben mir die Verbundenheit zu mir selbst und boten mir Halt.

○ Gesundheitsroutine: Ich legte mir eine Gesundheitsroutine zu, die hauptsächlich aus Meditations-/ Achtsamkeitsübungen bestand: Morgens im Bett aktivierte ich meine Heilkräfte, bat um Heilung und Führung. Ich visualisierte den Tumor, schickte ihm Liebe und Heilung und stellte mir vor, wie er immer kleiner wurde. Im Laufe des Morgens machte ich eine kurze Meditation des Naturheilpraktikers, mittags Yoga Nidra, nachmittags ging ich spazieren, machte Yoga oder andere körperliche Aktivitäten. Abends wiederholte ich die Meditation meines Naturheilpraktikers und vor dem Schlafengehen nochmals eine

Meditation oder Visualisierungsübung, um die Selbstheilungskräfte zu aktivieren. Das mag viel erscheinen. Das war es auch, doch mir war es wichtig, in einen unterstützenden mentalen Zustand zu gelangen, damit mein Geist, meine Gedanken und meine Gefühle die Therapie bestmöglich fördern und ich das Maximale daraus schöpfen konnte.

Heilung statt Krankheit in den Mittelpunkt stellen

Ich wurde immer achtsamer und bewusster im Umgang mit mir selbst. Irgendwann fiel mir auf, dass ich bestimmte Sätze in meinem Körper oder als ein Gefühl wahrnahm. Es waren Überzeugungen oder Glaubensmuster, die auftauchten – manchmal in einer Meditation oder sie kamen ganz plötzlich in den alltäglichen Handlungen. Einer dieser Gedanken lautete: «Endlich habe ich Zeit für mich allein und niemand verlangt etwas von mir oder stellt Erwartungen an mich.» Dieser Gedanke erschreckte mich. Musste ich wirklich erst krank werden, um mir Zeit für mich zu nehmen, Grenzen zu setzen und für mich selbst zu sorgen? Mir wurde klar, dass ich an diesen Mustern arbeiten musste.

Ich begann, eine Liste mit allen Glaubenssätzen und Überzeugungen zu erstellen, die ich als schädlich und nicht hilfreich empfand. Einige löste ich aktiv in einer Meditation auf, andere verschwanden mit der Zeit von selbst. Diese Liste erweiterte ich ständig und überprüfte regelmässig, ob sich an den Sätzen etwas verändert hatte.

Es war mir auch wichtig, die Zeit vor Beginn der Therapie zu nutzen, um allen meinen Freunden, meiner Familie und meinen Bekannten mitzuteilen, dass ich erkrankt war. Diese Nachricht wollte ich unbedingt VOR der

Therapie überbringen, denn zu diesem Zeitpunkt hatte ich Brustkrebs. Doch sobald die Therapie begann, wollte ich diesen Satz nie mehr aussprechen müssen. Stattdessen wollte ich sagen können: «Ich heile» oder «Ich habe die Diagnose Brustkrebs erhalten und bin jetzt in Therapie.» Rückblickend finde ich diesen Punkt unglaublich kraftvoll und wichtig. Worte haben eine enorme Macht – sie können verletzen, trösten und uns stark beeinflussen. Deshalb war mir die Wahl meiner Worte so wichtig. Sobald ich sage: «Ich bin an Brustkrebs erkrankt», «Ich habe Brustkrebs» oder «Meine Diagnose …», identifiziere ich mich auf einer tieferen Ebene mit der Krankheit. Das wollte ich nicht. Stattdessen stärkte ich die gesunden Anteile in mir und legte meinen Fokus auf das, was veränderbar ist – die Teile von mir, die in der Lage sind, die kranken Anteile zu heilen. Das bedeutet nicht, die Krankheit zu ignorieren oder zu verdrängen, sondern den Fokus auf die Heilung zu richten. Wenn ich also etwas sagen musste, dann sagte ich – und sage es auch heute noch: «Ich erhielt eine Krebsdiagnose.»

In den ersten Wochen verbrachte ich viel Zeit damit, SMS zu beantworten und das ein oder andere Telefonat zu führen. Dabei achtete ich jedoch bewusst darauf, nicht zu viel darüber zu sprechen. Mein Ziel war es, mich auf mich selbst und meine Familie zu konzentrieren und uns auf die bevorstehende Therapie vorzubereiten. Es war eine Zeit des Vorbereitens, des Loslassens und zugleich ein Versuch, das Leben so gut es ging zu geniessen.

Meine Freundin Nicole begleitete mich zum Aussuchen einer Perücke, da die Chemotherapie auch mit Haarausfall einherging. Wir versuchten, dies mit einer gewissen Leichtigkeit anzugehen. Wenn es schon sein musste, wollte ich es zumindest nicht mit gesenktem Kopf tun, sondern mit guter Stimmung. Ich betrachtete es als eine Gelegenheit, mich neu zu erfinden. Und so wurde der Nachmittag zu einem lustigen Erlebnis, als ich verschiedene Frisuren und Perücken ausprobierte. Am Ende entschied ich mich jedoch gegen eine ausgefallene Perücke, da ich in einer Zeit, die sich so anders anfühlte, zumindest äusserlich «normal» aussehen wollte.

Ich versuchte, mich auf die positiven Menschen um mich herum zu konzentrieren. Viele riefen an, schrieben oder besuchten mich. Das war auf der einen Seite sehr schön, aber auch schwierig, da ich nicht wollte, dass unangemeldete Besuche kommen, während ich ohne Haare und nur mit einem Kopftuch dastand. Diese Zeit war geprägt von vielen gemischten Gefühlen – schwer fassbaren und schwer benennbaren Emotionen.

Heute erkenne ich, wie wichtig es ist, anderen Menschen gegenüber klar auszudrücken, was man möchte und was nicht. Es erfordert Mut, übermässige Fürsorge oder häufiges Nachfragen freundlich, aber bestimmt zu stoppen, auch wenn es gut gemeint ist. Denn jetzt war die Zeit angebrochen, in der es nur um mich ging – eine Zeit, in der ich mir das Recht nehmen durfte, für mich einzustehen und mir zu holen, was mir guttut. Ich glaube, ich habe viel zu lange dafür gebraucht – vielleicht brauchte es sogar die Krebserkrankung, um endlich zu erwachen und zu lernen, gut für mich selbst zu sorgen.

Nachdem der Tumor durch einen Clip markiert worden war, spürte ich zunehmend Schmerzen. Es war höchste Zeit, die Therapie zu beginnen. Schon bald war es auch so weit.

In dieser Zeit traf ich meine Freundin Marion, die selbst gesundheitlich schon viel durchgemacht hatte. Sie gab mir einen sehr wichtigen Rat und sagte: «Versuche, in dieser Zeit so normal wie möglich zu leben.» Dieser Ratschlag war unglaublich wertvoll, denn ich merkte bald, dass der «normale Alltag» mit seinen schönen Momenten mir half, mich auf das Leben und meine Gesundheit zu konzentrieren – trotz allem – und ich lernte, es auch zu geniessen.

Vorbereitung auf die Chemotherapie: Ein ganzheitlicher Ansatz

Die folgenden Punkte basieren auf meinen persönlichen Erfahrungen im Umgang mit meiner Gesundheit als Vorbereitung auf die Therapie. Einige davon musste ich im Verlauf anpassen. Mein Körpergefühl war ein wichtiger Wegweiser für mich. Dabei gilt es zu beachten, dass jeder Körper und jede Situation anders sind. Es ist entscheidend, gründlich informiert zu sein und gemeinsam mit einer Fachperson die besten Lösungen für DICH zu treffen:

○ **Naturheilpraktiker:** Mein Naturheilpraktiker empfahl mir Nahrungsergänzungsmittel basierend auf den erwarteten Nebenwirkungen der Chemotherapie und meinen gemessenen Werten. Ich habe diese jedoch selbst angepasst und nur das eingenommen, was sich für mich gut und richtig anfühlte. Auch informierte ich mich eingehend über Pro und Kontra und dieses Wissen floss in meine Entscheidungen ein. Die notwendigen Präparate können von Chemotherapie zu Chemotherapie und von Mensch zu Mensch variieren.

- **Bioresonanz[11]:** Die Bioresonanztherapie beim Naturheilpraktiker half mir, mein System auszugleichen und meine Organe und meinen Körper zu stärken.

- **Fasten[12]:** Neuere Studien zeigen: Fasten kann die Autophagie[13] anregen und die Nebenwirkungen der Chemotherapie auf die gesunden Zellen reduzieren. Ich probierte es aus und fastete zwei Tage vor und am Tag der Therapie. Nach meiner ersten Chemotherapie stellte ich jedoch fest, dass es mich zu sehr schwächte. Daher passte ich meine Strategie an und fastete nur noch einen Tag vorher und am Therapietag selbst, so gut es eben ging. Bei der späteren wöchentlichen Chemotherapie fastete ich am Therapietag bis zum Nachtessen und verzichtete am Vorabend sowie am Tag der Therapie auf kohlenhydratreiche Mahlzeiten. Die Studienlage ist noch nicht ausreichend. Deshalb fand ich auch kein Klinikpersonal, welches mich dabei unterstützte. Ich entwickelte den Plan gemeinsam mit meinem Naturheilpraktiker und passte ihn intuitiv meinem Körpergefühl an.

- **Bewegung[14] und Waldspaziergänge:** Tägliche Spaziergänge, auch wenn sie kurz und langsam waren, sowie Waldspaziergänge erwiesen sich als sehr hilfreich. Bewegung während der Krebstherapie hat viele positive Effekte: Die Nebenwirkungen der Therapie werden verringert, Stress wird abgebaut, die Schlafqualität verbessert und man bekommt wieder ein besseres Körpergefühl. Ausserdem stärkt es die Muskulatur und verbessert die Ausdauer. Für die Vorbereitung liessen mich Waldspaziergänge mit jedem Mal neue Kraft und Hoffnung schöpfen. Ich versuchte während des Gehens meinen Körper bewusst zu spüren und wahrzunehmen, was ihm jetzt guttut, um ihm dies dann auch zu geben.

- **Meditationen und Yoga Nidra:** Tägliche Meditationen wurden für mich unverzichtbar, insbesondere, um Ruhe zu finden. Yoga Nidra half mir besonders bei Nervosität oder Schlaflosigkeit. Speziell abgestimmte Meditationen meines Naturheilpraktikers sowie selbstgesprochene Meditationen aus dem Buch von Dr. O. Carl Simonton stärkten mein Vertrauen und halfen mir, meine Selbstheilungskräfte zu aktivieren.
- **Raum für Ängste schaffen:** Jeden Tag erlaubte ich mir bewusst zehn Minuten, um alle Ängste und Sorgen zuzulassen. Den Rest des Tages bemühte ich mich, positiv zu bleiben und proaktiv für meine Gesundheit zu handeln, ohne den Ängsten und negativen Gedanken zu viel Raum zu geben.
- **Werte und Prioritäten evaluieren:** Ich überdachte, welche Werte für mich am wichtigsten waren und auf welche ich keinesfalls verzichten konnte. Diese Werte standen während der Therapie im Mittelpunkt und ich richtete meine Prioritäten darauf aus. Ich hielt immer wieder die Verbindung zu mir selbst und zu den Menschen, die mir nahestanden, aufrecht – auch wenn mir nicht immer danach war. Diese Beziehungen gaben mir Kraft und es entstanden in dieser Zeit viele wertvolle Verbindungen und Begegnungen – nicht nur mit bekannten Menschen, sondern auch mit neuen Menschen, welche in mein Leben kamen.

Was ich gelernt habe:

- **Betrachte den Tumor nicht nur als Feind:** Ein Tumor ist ein Zeichen dafür, dass der Körper aus dem Gleichgewicht geraten ist. Es ist wichtig, ihn nicht nur als Bedrohung zu sehen, sondern auch als ein

Signal, dass der Körper Heilung und Aufmerksamkeit braucht. Indem man ihn in den Heilungsprozess einbezieht und sich um das körperliche und emotionale Wohlbefinden kümmert, kann man den Körper dabei unterstützen, wieder ins Gleichgewicht zu kommen.

- **Manche Tumorformen benötigen eine schulmedizinische Behandlung:** Es gibt Tumorformen, die eine alleinige alternative Behandlung nicht zulassen, weil sie zu aggressiv sind. Informiere dich gründlich und erkenne, wann schulmedizinische Massnahmen zwingend notwendig sind.

- **Verändere deine Überzeugungen über Krebs:** Unsere Überzeugungen über Krankheiten und Krebs haben einen grossen Einfluss auf unser Wohlbefinden. Es ist möglich, diese Überzeugungen zu verändern. Denke positiv und arbeite aktiv an deiner Genesung.

- **Wähle deine Worte achtsam:** Die Worte, die wir über unsere Krankheit und unseren Heilungsprozess wählen, beeinflussen uns. Anstatt zu sagen «Ich bin krank», richte deinen Fokus auf Heilung, indem du beispielsweise sagst: «Ich bin in Behandlung und heile.»

- **Kommuniziere klar, was du willst und was nicht:** In herausfordernden Zeiten ist es besonders wichtig, deinen Mitmenschen klar zu sagen, was du brauchst und was dir guttut. Schaffe dir den Raum, den du benötigst, um dich zu erholen.

- **Bereite deinen Geist auf die Behandlung vor:** Eine gute geistige Vorbereitung auf die Behandlung, sei es durch Meditation, Visualisierung oder Affirmationen, kann den Heilungsprozess unterstützen. Vertraue darauf, dass dein Körper in der Lage ist, sich zu heilen, und richte deinen Geist auf positive Ergebnisse aus.

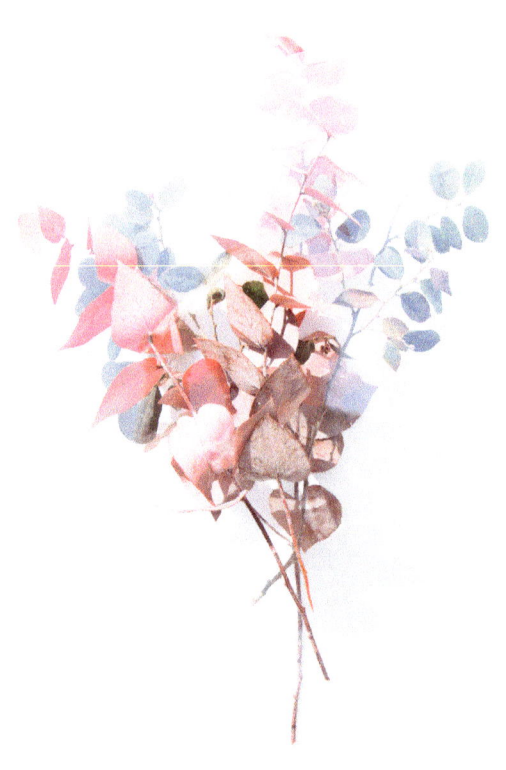

Wenn du durch die Hölle gehst,
geh weiter.
– Winston Churchill

Der Beginn der Chemotherapie: Ein schwerer Schritt

Die erste Chemotherapie stand an. Es war der schwerste Gang meines Lebens. Mein Mann begleitete mich dabei. Zuerst hatten wir die Besprechung mit der Onkologin. Danach ging es in den Behandlungsraum. Zur Vorbereitung musste ich eine Tablette einnehmen, die 300 Schweizer Franken kostete – nur eine einzige Tablette! Sie sollte Übelkeit und Erbrechen, verursacht durch die Chemotherapie, verhindern. Ich konnte die Tränen nicht zurückhalten. Der Gedanke, dass mit dem Einsetzen der Infusion unwiderrufliche Veränderungen in meinem Körper eintreten würden, die nicht nur positiv sein würden, war überwältigend. Ich wusste, dass es um meine Haare geschehen wäre, um meinen sonst unversehrten Körper und um mein altes Leben. Die Angst war riesig und ebenso stark war die Angst, es nicht zu tun.

Eine Pflegerin kümmerte sich liebevoll um mich und erklärte mir alles genau, was mir Sicherheit und Erleichterung verschaffte. Dennoch konnte sie mir meine Angst nicht nehmen. Sie setzte die Infusion und verabreichte mir zur Vorbereitung Medikamente wie z. B. Cortison[15]. Dann kam das Doxorubicin[16], das sie scherzhaft «Campari» nannten, da es ungefähr dieselbe Farbe hatte – der eigentliche Wirkstoff. Geplant war, dass dieses Mittel alle drei Wochen verabreicht wird, insgesamt vier Mal. Das Einfliessen verlief ohne besondere Vorkommnisse. Nach einigen Stunden war die Prozedur beendet und wir konnten nach Hause gehen.

Zuhause legte ich mich hin, doch schon bald überkam mich ein starkes Unwohlsein – eine tiefe Nervosität und Unruhe, die nicht aus ängstlichen oder besorgten Gedanken entsprang, sondern direkt aus meinem Körper kam. Jede Zelle schien in Alarmbereitschaft zu sein. Es war, als könnte ich die Aufregung und das Schreien jeder einzelnen Zelle förmlich spüren. Das Gefühl war unerträglich.

Ich dachte trotzdem, es könnte an meinen Gedanken, an der Angst und den düsteren Szenarien liegen, die ich mir ausmalte. Wenn ich es nur schaffte, meinen Geist zu beruhigen, würde auch das Unbehagen verschwinden. Also versuchte ich, mich durch Yoga Nidra zu entspannen, was mir zunächst half, ruhiger zu werden und den Fokus auf angenehmere Gefühle zu lenken. Doch sobald die Anleitung endete, kehrte dieses quälende Gefühl zurück – ich kann es nicht anders beschreiben, als dass es sich wie der Tod anfühlte.

Nach einigen Stunden wurde mir übel. Trotz der Medikamente, die ich vor der Chemotherapie erhalten hatte, musste ich mich sehr heftig übergeben. Es war kein bekanntes Erbrechen und Unwohlsein, wie ich es vielleicht von Magen-Darm-Erkrankungen oder von einer Salmonellen-Vergiftung her kannte. Mein Körper schien «Was hast du mir da gegeben?» zu schreien. Er rebellierte und wehrte sich gegen die Medikamente. Was besonders schockierend war: Das Erbrochene hatte die gleiche rötliche Farbe wie das Chemotherapie-Medikament. Als ich dies später den Ärzten erzählte, meinten sie, dass dies physiologisch unmöglich sei. Da ich mehrere Tage gefastet und nichts gegessen hatte, konnte es aber nichts Anderes sein und ich war und bin noch heute überzeugt davon, dieses Medikament erbrochen zu haben. Meine Speiseröhre wurde dadurch auch stark verätzt und angegriffen. Ich konnte kaum mehr schlucken.

Noch nie in meinem Leben war mir so elend. Ich war erschöpft, schwach und konnte mich kaum noch auf den Beinen halten. Zum ersten Mal in meinem Leben spürte ich die Endlichkeit des Lebens, die Alterung des Körpers und die Erkenntnis, dass die Leichtigkeit, die ich in Bezug auf meine Gesundheit kannte, vorbei war. Ich brauchte die Hilfe meines Mannes, um mich umzuziehen und zur Toilette zu gehen. Nun fühlte ich mich wirklich krebskrank.

Mit Kindern über die Diagnose sprechen

Während der Chemotherapie nahm ich auch die Unterstützung einer Haushaltshilfe in Anspruch, die von der Krankenkasse bezahlt wurde. Einmal wöchentlich kam sie vorbei und übernahm das Putzen der Wohnung. Die Wäsche wusch ich jedoch selbst, denn ich wollte das Treppensteigen und die Arbeit als kleine Trainingseinheit nutzen. Doch es gab Tage, an denen ich nicht einmal die Kraft hatte, sitzend die Wäsche zu falten.

Es war wichtig für mich zu verstehen und mir einzugestehen, dass ich nicht alles allein schaffen konnte und vor allem nicht musste. Viel wichtiger war es, meine Energie für meine Tochter Alicia zu haben und natürlich für mich, anstatt mich um den Haushalt zu sorgen. Ich bemühte mich, unseren Alltag wie gewohnt aufrecht zu erhalten. Wir haben gemeinsam gebacken, ich telefonierte mit Freunden, traf mich ab und zu mit ihnen, sorgte für ausreichend Bewegung sowie eine gesunde und ausgewogene Ernährung. Wenn ich mich bewegte, ging es mir jedes Mal besser. Etwa drei Tage nach jeder Chemotherapie fühlte ich mich wieder etwas kräftiger, sodass ich kleine Spaziergänge machen oder Yoga praktizieren konnte. Auch wenn jeder Schritt enorme Konzentration und Kraft erforderte, habe ich es durchgezogen. Ich setzte mir das Ziel, bis zur nächsten Therapie (nach drei Wochen) wieder meine übliche einstündige Waldstrecke zu schaffen und trainierte täglich dafür, egal wie schwierig es war.

Alicia war zum Zeitpunkt meiner Diagnose dreieinhalb Jahre alt. Es war nicht einfach, mit ihr über das Thema zu sprechen. Wir versuchten, offen und auf eine kindgerechte Weise zu reden. Meine Freundin Nicole, die auf der Onkologie arbeitete, lieh uns das Buch *Manchmal ist Mama müde*. Darin wird für Kinder in einem Bilderbuch erklärt, dass die Mutter Brustkrebs hat. Doch jedes Mal, wenn ich versuchte, meiner Tochter daraus vorzulesen, fing ich an zu weinen, was sie nur noch mehr verunsicherte. Also legten wir das Buch beiseite und versuchten, ihr das Thema auf unsere Weise zu erklären. Wir sagten ihr, dass Mami ein «Aua an der Brust» hat. Trotzdem hatte sie durch das Buch das Wort «Brustkrebs» gelernt und fragte mich immer wieder, ob ich ihn nun noch hätte. Einmal rief sie mich sogar an, als sie bei ihrer Grossmutter übernachtete, und wollte wissen, ob der Brustkrebs immer noch da sei. Wir hatten geplant, dass Alicia während des dreiwöchigen Chemotherapie-Zyklus jeweils zwei Nächte bei ihrer Grossmutter übernachten würde. Doch leider bekam sie mit, wie schlecht es mir nach der ersten Behandlung ging. Das Krankenhaus hatte uns erklärt, dass die Nebenwirkungen durch die vielen Medikamente gegen Übelkeit nicht sofort, sondern erst nach ein paar Tagen einsetzen würden. Deshalb hatten wir ihren Aufenthalt bei der Grossmutter erst für die kommenden Tage organisiert. Als Alicia jedoch sah, wie schlecht es mir ging, wollte sie nicht mehr zu ihrer Grossmutter gehen. Sie erzählte immer wieder, dass sie *Paw Patrol* im Fernsehen geschaut hatte, während ich mich daneben übergeben musste, und dass sie sich dabei sehr erschrocken hatte. Danach wollte sie nachts auch nicht mehr mit mir zur Toilette gehen, weil sie dachte, ich würde es in meinem Zustand nicht schaffen.

Ihre Wahrnehmung, ihr Mitgefühl und ihr tiefes Bedürfnis, mir zu helfen, berührten mich zutiefst. Kinder spüren so viel mehr, als wir manchmal glauben.

In einer entwicklungspsychologischen Beratung wurde mir geraten, weiterhin aufrichtig mit Alicia über meine Krankheit zu sprechen und ihr zu erklären, was im Krankenhaus passiert.

Deshalb nahm ich sie eines Tages zu einem Besprechungstermin mit der Ärztin mit, damit sie sehen konnte, dass nichts Schlimmes passiert, wenn ich ins Krankenhaus gehe. Das half ihr, sich weniger zu sorgen, und gab ihr ein Gefühl von Sicherheit.

Während dieser Zeit setzte ich mich intensiver mit mir selbst auseinander. Ich hatte das Gefühl, mich neu definieren zu müssen. Vieles, was mein Leben in den letzten Jahren bestimmt hatte, schien wegzufallen: mein Aussehen, mein Job, Aktivitäten, das Familienleben, die Partnerschaft, Freundschaften. Natürlich blieben Partnerschaft, Freundschaften und Job bestehen, aber nichts fühlte sich mehr «normal» oder unbeschwert an und alles veränderte sich. Es war, als würde alles auseinanderfallen und ich in ein tiefes Loch stürzen.

Auch hier half mir die Meditation. Es ging nicht darum, die Augen zu verschliessen, sondern vielmehr darum, mir selbst gegenüberzutreten und mir wichtige Fragen zu stellen. In diesen Momenten wurde mir klar, dass ich nie zuvor so sehr auf mich selbst zurückgeworfen worden war. Ich wurde mit meinem nackten, rohen Selbst konfrontiert. Dieses Selbst, wenn alle von aussen auferlegten Identifikationen wegfielen.

Durch diese Auseinandersetzung mit mir selbst, wurde mir klar, dass wir am Ende unseres Lebens niemandem Rechenschaft ablegen müssen — keinem Gott, keinem anderen Menschen. Wir müssen nur uns selbst gegenübertreten, in den Spiegel schauen und unser Leben reflektieren. Haben wir unsere besten Qualitäten gelebt? Haben wir unsere Zeit mit den Menschen verbracht, die uns wirklich wichtig sind? Haben wir das getan, was uns am Herzen lag? Diese Erkenntnis hat mich tief berührt. Oft leben wir unser Leben, ohne viel darüber nachzudenken, was uns wirklich wichtig ist, und konzentrieren uns stattdessen darauf, was andere von uns erwarten oder denken könnten. Dabei kann es leicht passieren, dass wir uns selbst aus den Augen verlieren. Unser Bestreben, dazuzugehören oder anderen zu gefallen, kann dazu führen, dass wir nicht mehr authentisch sind und unsere eigenen Bedürfnisse und Werte vernachlässigen. So vergessen wir, was uns wirklich wichtig ist und wofür wir unsere Energie einsetzen sollten.

Es ist wichtig, innezuhalten und sich ehrlich zu fragen, was man der Welt wirklich geben möchte und wie man seine Fähigkeiten einsetzen kann, um sowohl das eigene Leben als auch die Welt um uns herum positiv zu gestalten. Durch den Blick nach innen eröffnen wir uns die Möglichkeit, authentisch zu leben und unser wahres Potenzial zu entfalten.

Ich spürte, dass ich meinen Fokus verändern musste, wenn ich weiterleben wollte. Ich musste lernen, mich auf mich selbst zu konzentrieren – auf mein Inneres, meine Gefühle, Bedürfnisse, Ziele und Träume. Was für andere vielleicht selbstverständlich war, musste ich jetzt lernen. Für mich. Für mein Leben. Für meine Gesundheit. Und auch für meine Tochter.

Die Bedeutung von innerer Stärke und Loslassen

An Ostern 2023 begannen meine Haare auszufallen. Dieser Zustand ist erschreckend, wenn man plötzlich einen ganzen Büschel Haare in den Händen hält. Ich konnte die Haare nun ganz leicht und ohne Kraftanstrengung ausreissen. Womit ich nicht gerechnet hatte: Der Haarausfall war auch schmerzhaft. Wenn ich nachts meinen Kopf auf das Kissen legte, fühlte es sich an, als hätten sich tausende Nadeln in meine Kopfhaut gebohrt. Es war schrecklich. Ich fragte mich erneut: Was bleibt von mir übrig, wenn alles wegfällt? Was macht mich dann noch aus? Meine gute Freundin Käthi stellte mir dann alternativ eine entscheidende Frage: «Was kannst du nun auch noch sein, wenn all dies vorläufig wegfällt?» Diese Frage fand ich sehr spannend, denn sie eröffnete mir eine neue, positive Perspektive. So begann ich, mich intensiv damit auseinanderzusetzen, wer ich sein will und kann, wenn mein altes Ich «gestorben» ist. Vielleicht war jetzt die Zeit gekommen, mich neu zu erfinden. Diese schwierige Situation konnte ich nutzen, um meinen Blick zu weiten, meinen Horizont zu öffnen und mich auf Dinge, die ich vorher nie getan hätte, auszurichten. Die Situation verlangte meine Komfortzone komplett zu verlassen.

Nach Ostern stand ich vor einem der schwersten Anrufe meines Lebens: Ich rief meine Zweithaar-Spezialistin an und bat sie, meine Haare abzurasieren. Bis dahin hatte ich lange Haare getragen und mir noch einen Zopf geflochten, um mich angesichts des Haarausfalls sicherer zu fühlen. Doch trotz aller Mühe verfilzten sie immer mehr im Nacken, und der Abschied war unausweichlich. Als mir am Telefon mitgeteilt wurde, dass kein zeitnaher Termin verfügbar sei, brach ich in Tränen aus — zumal mir zuvor ein kurzfristiger Termin zugesichert worden war. Schliesslich bekam ich doch noch für den nächsten Tag einen Termin. Diesen Schritt wollte ich allein gehen, ohne Begleitung. Ich bat darum, den Spiegel abzudecken, da ich es mir nicht vorstellen konnte, mein neues Ich mit Glatze zu sehen. Als die Haare ab waren, konnte ich stunden- und tagelang nicht aufhören zu weinen. Zum ersten Mal sah ich wirklich krebskrank aus.

Es gab Menschen, die sagten zu mir: «Ist doch nicht so schlimm, die Haare wachsen wieder.» Das gab mir jedoch auch noch das Gefühl, dass sie mich als oberflächlich betrachteten.

Ich trauerte um den Verlust meiner Haare, einen weiteren Teil von mir, den ich gehen lassen musste.

Ausserdem hatte ich gelesen, dass manche Frauen nach einer Chemotherapie keinen normalen Haarwuchs mehr haben und weiterhin mit Perücke oder schütterem Haar leben müssen. Mir wurde klar, dass die Zeit ohne Haare viel kürzer ist als die Zeit, in der man mit einer Frisur leben muss, die man selbst nicht gewählt hat.

Oft schaute ich zu dieser Zeit Videos von Dr. Joe Dispenza[17]. Er ist ein amerikanischer Neurowissenschaftler, Biochemiker und Chiropraktiker. Nach einem schweren Unfall, bei dem seine Wirbelsäule stark verletzt wurde, prognostizierten ihm die Ärzte, er werde nie wieder laufen können. Er lehnte Operationen ab und schloss einen Pakt mit sich selbst: Die Kraft, die seinen Körper erschaffen hatte, sollte es nun schaffen, ihn wieder zu heilen. Wenn ihm das gelang, wollte er sich für den Rest seines Lebens der Erforschung dieser Kraft widmen. Wenige Wochen später war Dr. Joe Dispenza vollständig genesen. Darüber hat er viele Bücher geschrieben und er gibt weltweit Seminare und Workshops. Auch wenn ich seine Art manchmal kompliziert und schwer verständlich finde, bin ich überzeugt von seiner Methode und seinen Aussagen. Ich glaube fest daran, dass man sich selbst mit der Kraft seiner Gedanken, Überzeugungen und der Ausrichtung seiner Energie heilen und verändern kann. Er sagt, dass man aus einem Zustand des Unbekannten heraus seine Zukunft kreieren soll, da man in einer unbekannten Situation keine vorgefertigten Pfade gehen kann und seinen Weg neu erfinden muss. Nach seiner Theorie hatte ich nun die beste Ausgangslage. Ich stand an einem absoluten Nullpunkt in meinem Leben. So stellte ich mir immer wieder die Fragen: Was kreiere ich mir nun für ein Leben? Was will ich wirklich? Alles war offen und möglich.

Während meiner Genesungszeit vermied ich bewusst den Kontakt zu anderen Krebspatienten, weil ich mich nicht mit deren Problemen auseinandersetzen wollte. Ich wollte mich nicht von Negativität, Ängsten oder den Beschwerden anderer ablenken lassen, sondern suchte gezielt nach Lösungen für mich selbst. Für jedes Thema suchte ich mir Menschen, die mir kompetent erschienen. Eine Freundin, die seit ihrem 18. Lebensjahr an kreisrundem Haarausfall leidet, sprach mit mir über das Leben mit Glatze. Wir telefonierten lange, und sie erzählte mir, dass sie sich auch 20 Jahre später noch hässlich fühle, wenn sie in den Spiegel schaue. Ich fühlte mit ihr und es berührte mich sehr. Doch ich merkte, dass ich das für mich selbst nicht zulassen wollte. Ich wollte mich gut fühlen, auch ohne Haare. Deshalb wählte ich für diese Zeit die Affirmation: «Ich fühle mich schön, auch ohne Haare.» Und ich versuchte, daran zu glauben, es zu leben und mich so zu fühlen. Denn eine Affirmation einfach nur zu sagen, in der Hoffnung, dass sich dadurch etwas verändert, bringt wenig.

Mein altes Leben, wie ich es kannte, war vorbei. Ich, wie ich mich kannte und war, war vorbei. Ich wusste, je mehr Widerstand ich leistete, desto schwieriger würde es werden. Also versuchte ich, mich dem hinzugeben, was gerade da war und kam. Die Kontrolle abzugeben und das Leben so zu erfahren, wie es sich in dem Moment zeigte. Innerlich hatte ich ein tiefes Wissen, dass ich gesund werden würde. Interessanterweise teilten auch viele Menschen um mich herum dieses Empfinden. Es waren Menschen, die sehr mit sich selbst im Einklang waren, ein tiefes Vertrauen ins Leben hatten und in energetischen oder meditativen Praktiken verwurzelt waren. Sie sagten mir, dass sie überzeugt sind, dass ich gesund werde. Das gab mir ein sehr gutes Gefühl und ich war dankbar, solche Menschen um mich zu haben.

Ich übte mich im Loslassen. Um mein altes Leben und mein bisheriges Selbst wirklich loslassen zu können, musste ich mir erlauben, die Trauer darüber vollständig zu spüren. Um heilen zu können, gab ich mir selbst die Erlaubnis, all meine Emotionen zuzulassen – mich über den Verlust meines alten Ichs, meiner Haare und meines bisherigen Lebens auszuweinen. Nur so konnte ich die Tiefe des Schmerzes anerkennen und Raum für Heilung schaffen.

Ich spürte, wie ein Thema das nächste führte. Es war, als würde ich von einem Steinhaufen Stein für Stein abtragen. Mit jedem Stein kam etwas Neues hervor, das meine Aufmerksamkeit verlangte. Die Fragen, die ich mir dabei stellte, waren: «Was ist JETZT gerade da? Was will das Leben JETZT von mir?» Mit dem zu «arbeiten», was gerade präsent war, war für mich der effektivste Weg, mit den Herausforderungen umzugehen. Diese Herangehensweise beschränkte sich nicht nur auf meine Krankheit, sondern ich übernahm sie als Lebensphilosophie: achtsam und feinfühlig gegenüber mir selbst und dem Moment zu sein. Statt meine Gedanken auf die Sorgen von morgen oder übermorgen zu richten, konzentrierte ich mich darauf, im Hier und Jetzt zu sein. In diesem Bewusstsein konnte ich besser wahrnehmen, was in diesem Moment gerade wichtig war und welche Bedürfnisse in mir angesprochen werden wollten.

Ich begann, mich ernsthaft zu fragen, ob die Behandlung wirklich das Richtige für mich war oder ob ich sie abkürzen sollte. Glücklicherweise bemerkte ich nach der ersten Chemotherapie schnell eine Besserung – die Schmerzen liessen nach, und der Tumor war nach zwei Wochen nicht mehr tastbar. Natürlich war ich dankbar dafür, aber gleichzeitig war ich auch von einer tiefen Trauer und Wut erfüllt, dass ich noch weitere 15 Chemotherapien über mich ergehen lassen sollte. Es fiel mir sehr schwer, dies zu akzeptieren.

Was ich gelernt habe:

○ **Nimm Hilfe an und setze Prioritäten:** Erkenne, dass du nicht alles allein schaffen musst. Konzentriere deine Energie auf das Wesentlich, das was dir Kraft gibt und wirklich wichtig ist.

- **Beziehe deine Kinder altersgerecht in den Prozess ein:** Offen und kindgerecht über die Behandlung zu sprechen, kann deinen Kindern Sicherheit geben und ihre Ängste lindern.

- **Nutze Herausforderungen zur Selbstreflexion:** Manchmal fordern Krisen, dass wir uns neu definieren. Nutze diese Zeit, um dich selbst neu zu entdecken und zu stärken.

- **Verändere deinen Fokus:** Wenn alles zerbricht, kann Neues entstehen. Frage dich: «Was kann ich noch sein, wenn alles wegfällt?»

- **Wähle deine Kontakte bewusst und setze Grenzen:** Um deine Kraft zu bewahren, umgebe dich mit Menschen, die dir guttun. Setze klare Grenzen, wo es nötig ist.

- **Trauern schafft Raum für Neues:** Lass Trauer zu, um das Alte loszulassen und Raum für Neues zu schaffen.

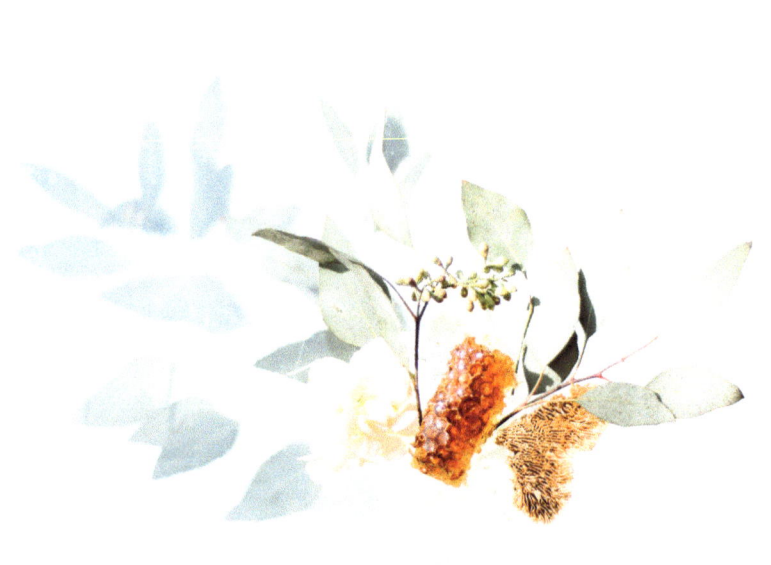

Wissen ist Macht. Aber Wissen
über sich selbst ist Selbstermächtigung.[18]
– Dr. Joe Dispenza

Den richtigen Weg finden: Meine Reise zur individuellen Therapie

Nach der zweiten Chemotherapie ging es mir sehr schlecht. Ich erlebte dieselbe heftige Reaktion wie nach der ersten Behandlung. Zudem fühlte sich mein Kopf so müde an, dass ich kaum noch eine Aufgabe im Haushalt erledigen konnte. Deshalb kamen erneut die Fragen in mir hoch: «Ist das wirklich der richtige Weg? Welche Alternativen habe ich? Was soll ich tun?» Beantworten konnte ich mir diese Fragen nicht – ich war zu müde.

In meiner Verzweiflung suchte ich das Gespräch mit der mich behandelnden Ärztin. Unter Tränen erklärte ich ihr meine Besorgnis und meine Bedenken bezüglich der Chemotherapie. Ich hatte grosse Angst, dass weitere 14 Chemotherapien meinen Körper so sehr schwächen, schädigen und auszehren könnten, dass ich langfristige Schäden davontragen würde. Ihre Reaktion war jedoch alles andere als das, was man sich in einer solchen Situation erhofft. Mit einer sehr unglücklichen Wortwahl sagte sie wortwörtlich, dass diese Entscheidung «Sieg oder Sarg» bedeute. Es gäbe keine Optionen, die Therapie anzupassen – man müsse sie entweder vollständig durchziehen oder abbrechen. Sie fügte hinzu, dass mein Allgemeinzustand zu gut sei, um über eine Reduzierung oder einen Abbruch der Therapie nachzudenken. Solche Massnahmen würden in der Regel nur in Betracht gezogen, wenn sie den Patienten durch die Fortsetzung der Behandlung umbringen würden.

Ich war geschockt. Wenn ich nun hier sitze und diese Worte niederschreibe, frage ich mich, warum ich damals nicht die Praxis verlassen und den Arzt oder die Klinik gewechselt habe. Doch man muss sich vorstellen, dass all dies nicht in einer ruhigen und klaren Situation geschieht, in der man rational nachdenken kann. Es passiert in einer körperlichen, geistigen und emotionalen Ausnahmesituation, in der man nicht in der Lage ist, klare Entscheidungen zu treffen. Man ist in einem Überlebensmodus. Ein Wechsel der Klinik oder Ärzte wäre zudem mit einem enormen Aufwand verbunden gewesen und dafür fehlte mir in diesem Moment schlichtweg die Kraft.

Entsetzt und traurig verliess ich die Praxis. Bevor ich ging, machte ich der Ärztin unmissverständlich klar, dass ich mir ernsthaft überlegen werde, ob ich die Therapie fortsetze oder nicht. Doch sie schien mich nicht ernst zu nehmen. Es war mir unbegreiflich, wie Ärzte solche Worte benutzen und jemanden regelrecht zu einer Therapie drängen konnten. Wie konnte es sein, dass eine Ärztin bereit war, in Kauf zu nehmen, dass ich die Therapie abbrechen könnte, anstatt mich dort abzuholen, wo ich emotional gerade stand? Warum suchte man nicht gemeinsam nach einer Lösung, um die Behandlung anzupassen und mir zu helfen, diese schwere Zeit ohne zusätzlichen seelischen Druck und ohne weitere körperlichen Schäden zu überstehen?

Es war für mich kaum zu begreifen, dass eine Therapie erst dann abgebrochen werden sollte, wenn der Patient sonst daran sterben würde. Wie soll man unter solchen Umständen gesund werden? Das konnte doch nicht der Sinn der modernen Schulmedizin sein, den Körper unter Qualen zu «heilen», ohne den ganzen Mensch mit all seinen Aspekten wie Geist und Seele zu berücksichtigen. Es machte mich wütend, dass es offenbar nur standardisierte Therapien gab, die den individuellen Menschen kaum berücksichtigten. Diese Behandlungen schienen für «den Durchschnittspatienten» gemacht zu sein – aber nicht für mich und nicht für dich. Niemand konnte mir genau sagen, wie die Therapie bei MIR verlaufen würde. Wie konnte man da behaupten, es gäbe nur die Wahl zwischen «ganz oder gar nicht»?

In der Meditation fand ich, wie so oft, Ruhe, um Klarheit zu erlangen. Und dennoch löste dieses Gespräch viele Fragen und Emotionen in mir aus. Ich fühlte mich früher schon oft missverstanden, nicht gehört und nicht ernst genommen. Dieser erneute Auslöser setzte einen Prozess in Gang, in dem ich meine vergangenen Beziehungen zu Menschen reflektierte – sowohl die zu nahestehenden Personen als auch zu oberflächlicheren Bekanntschaften. Ich begann zu überdenken, wie stark Diskussionen mit anderen Menschen mein Leben beeinflusst hatten. Immer wieder hatte ich mich von den Meinungen und Gefühlen anderer leiten lassen und so viel Empathie für mein Gegenüber aufgebracht, dass ich mich selbst zurückgestellt hatte. Es war nun an der Zeit, mich nicht mehr weiter von den Ansichten und Meinungen anderer beeinflussen zu lassen.

Seit Anfang 2022 war ich Mitglied einer Meditationsgruppe zur Gesundheitsförderung und Prävention. Sie setzte sich aus Teilnehmern verschiedener Berufsgruppen zusammen, überwiegend aus dem Gesundheitswesen. Darunter waren auch Ärzte, Zahnärzte und andere

Fachkräfte aus dem Gesundheitsbereich. Diese wöchentlichen Zoom-Treffen, geleitet von Dr. Tobias Conrad, der auch das Vor- und Nachwort geschrieben hat, wurden für mich sehr wertvoll. Die Gruppe begleitete mich durch gesunde und unbeschwerte Momente, durch die erste Abklärung, bis hin zur Diagnosestellung, durch schwere Zeiten der Behandlung und später auch beim Zurückfinden in einen normalen Alltag. Ich habe mich ihnen gegenüber von Anfang an geöffnet, war ehrlich und direkt und so entstand ein intensiver Austausch. Ich schilderte ihnen meine Gedanken und Gefühle. Sie bestätigten mir durch ihre Erfahrung, dass die Medizin noch nicht so weit ist, jeden von uns als individuelle Person zu behandeln.

Wir diskutierten auch darüber, dass es keine Studien über abgebrochene Chemotherapien oder Behandlungen mit Placebos gibt, da dies als ethisch problematisch angesehen wird. Daher ist die Wirksamkeit bestimmter Behandlungen, wie der Chemotherapie, nur begrenzt bestätigt. Keine Studie kann die Einzigartigkeit meiner Geschichte und meiner Ressourcen – wie zum Beispiel mein positives Mindset, ein ausgeprägtes Bauchgefühl und andere Faktoren – vollständig berücksichtigen und erfassen. Dadurch bleiben entscheidende Aspekte der Wirksamkeit oft unvollständig erfasst. Dies ist zwar nachvollziehbar, doch gerade deshalb sollten wir nicht unsere gesamte Macht aus der Hand geben.

So begann ich, nach einer Therapie zu suchen, die wirklich zu mir passte. Ich ärgerte mich immer mehr über die Schulmedizin. Ich verstand nicht, wie Ärzte so überzeugt sein konnten, dass solche Aussagen hilfreich seien. Ich fühlte mich allein – allein gelassen im System, allein mit dieser Krankheit und den Entscheidungen, die getroffen werden mussten. Damit meine ich nicht meine Familie oder Freunde, die waren für mich da und hörten zu. Aber es gab niemanden, der mich in diesem Prozess wirklich unterstützen konnte. Niemand konnte mir die Entscheidungen abnehmen oder mir helfen Alternativen zu finden. Entweder ich folgte gegen mein Gefühl den Ärzten, oder ich stand ganz allein da, weil ich ja die Therapien machen wollte, aber angepasst an mich und mein Befinden.

Vielleicht war ich ein Laie, was onkologische Therapien und Studien anging, aber ich bin kein Laie, wenn es um mein Leben und meinen Körper geht.

Ich bin die einzige Person, die entscheiden kann, was sich für mich gut und richtig anfühlt! Ich bin die Expertin für mein Leben, meine Gesundheit und meine Heilung!

Der Weg zur Selbstbestimmung: Umgang mit Genetik[19] und medizinischen Empfehlungen

Die Ärzte teilten mir mit, dass im Biopsiegewebe die BRCA2-Genmutation[20] nachgewiesen wurde. Sie empfahlen mir daraufhin eine genetische Beratung, der ich zustimmte, da es mir wichtig war, möglichst viele Informationen zu sammeln. In der genetischen Sprechstunde erhielt ich viele Fakten und Studienergebnisse. Während des Gesprächs sprach ich auch die Möglichkeit an, die Chemotherapie abzubrechen. Die beratende Ärztin war sehr ehrlich und erklärte mir geduldig, dass sie sowohl Frauen betreue, die die Chemotherapie abgeschlossen haben, als auch solche, die sie gegen ärztlichen Rat abgebrochen oder ganz abgelehnt haben. In beiden Gruppen gebe es Frauen, denen es heute gut gehe, und solche, die leider verstorben seien.

Sie erläuterte, dass etwa 5-10% der Brustkrebspatientinnen Mutations-trägerinnen sind. Dabei ist zu bedenken, dass nur Frauen getestet werden, die bereits an Brustkrebs erkrankt sind oder eine familiäre Vorbelastung haben. Deshalb kennt man die genaue Zahl dieser Genmutationen in der Allgemeinbevölkerung nicht. Anders ausgedrückt: Viele Menschen, die niemals erkranken oder keine familiären Vorbelastungen haben, könnten ebenfalls Träger dieser Mutationen sein. Dies unterstreicht den Einfluss der Epigenetik – die Gene allein entscheiden nicht über unsere Gesundheit und ein negativer Befund bei einem Gentest ist keine Garantie, dass man niemals an Krebs erkranken kann.

In der genetischen Sprechstunde nahm man mir erneut Blut ab, um die BRCA2-Mutation auch im Blut nachzuweisen. Manchmal erzeugt der Tumor selbst Mutationen, und bisher hatte sich die Mutation nur im Tumor bestätigt. Der Gentest bestätigte schliesslich die Mutation auch in meinem Blut. Doch was sollte ich nun mit diesem Ergebnis anfangen? Es wurde mir geraten, aufgrund der genetischen Mutation beide Brüste sowie die Eierstöcke zu entfernen, um das Risiko für ein Rezidiv oder für eine Erkrankung in der anderen Brust oder den Eierstöcken zu verringern. Gemäss Studienlage kann eine Eierstockentfernung dann auch das Risiko für eine weitere Brustkrebserkrankung um 50 % reduzieren. Dieser radikale Ansatz bereitete mir grosse Mühe.

Ich suchte erneut in der Meditation nach Klarheit für diese herausfordernde Gefühlslage. Dabei stand ich an einer Weggabelung und fühlte mich blockiert, da keiner der vorgezeichneten Wege sich richtig anfühlte. Stattdessen zog es mich querfeldein durch den Wald, bis ich an einem Waldsee war, ein erfrischendes Bad nahm und mich von allem Alten löste. Dieser Moment markierte den Beginn meines eigenen, einzigartigen Weges. Bald darauf fand ich neue Menschen, die sich mir anschlossen, und wir gründeten eine Gemeinschaft.

Diese Erfahrung lehrte mich, dass es zwar wichtig ist, die Meinungen anderer zu respektieren, letztlich musste ich jedoch meinen eigenen Weg finden. Ich spürte, dass weder meine Genetik noch mein Körper gegen mich gearbeitet hatten. Irgendetwas in mir war «entartet» und hatte das Gleichgewicht verloren. Jetzt liegt es an mir, auf allen Ebenen wieder Balance und Harmonie herzustellen.

In dieser Zeit boten mir die Astrologie und Numerologie wertvolle Unterstützung. Es ging mir nicht darum, die Verantwortung für meine Krankheit abzugeben oder ihren Verlauf vorherzubestimmen. Vielmehr betrachtete ich sie als Botschaften und Zeichen, die mich auf meinem Weg begleiteten. Oft gibt es einen Grund, warum bestimmte Botschaften mit uns in Resonanz gehen, während andere an uns abprallen. Resonanz bedeutet «zurückschwingen». Wenn ich etwas lese oder höre und es mich innerlich berührt, nehme ich die Botschaft auf. Wenn es keine Resonanz erzeugt, überhöre ich es. Solche Zeichen können uns an etwas erinnern, das wir tief in uns vielleicht längst vergessen haben. Deshalb ziehe ich solche Hilfsmittel gerne zur Unterstützung meiner Entscheidungsfindung hinzu.

Ich bat meine Freundin Adriana, meine astrologische Konstellation zu deuten. Die Botschaft, die sie daraus ableitete, lautete: «Wie setze ich mich durch? Wer bin ich? Was ist mir wichtig?» Sie erklärte, dass eine Horizonterweiterung bevorstehe, ein herausforderndes Thema positiv unterstützt werde und die Kommunikation in dieser Zeit schwieriger sein könnte. In der Numerologie ergab sich eine ähnliche Botschaft:

Mutig sein, einen Richtungswechsel wagen, Verantwortung für mich und mein Handeln übernehmen und gleichzeitig das Vertrauen bewahren.

Diese Botschaften trafen genau den Kern meiner Gefühle. Sie gaben mir den Mut, für mich selbst einzustehen, meinen eigenen Weg zu gehen und auf mein Herz zu hören.

Der Wendepunkt: Neue Perspektiven und Entscheidungen

Als Nächstes stand das Gespräch mit dem Chirurgen und der Breast Care Nurse[21] an, welches die Onkologin nach unserem letzten Gespräch organisiert hatte, in der Hoffnung, dass sie mich umstimmen könnten. Es war wohlwollend und lösungsorientiert. Der Chirurg nahm sich viel Zeit, erklärte mir alles ausführlich und beantwortete viele meiner Fragen geduldig. Er machte mir Mut, dass alles gut werden würde. Doch ich merkte, dass auch dieser Arzt – so engagiert und professionell er auch war – für meinen Geschmack zu wenig auf die emotionale Ebene einging. Es ging fast ausschliesslich um Studien, Fakten und Zahlen, weniger um mich als Person. Immerhin zeigte der Arzt Offenheit für ein Gespräch über Epigenetik und bestätigte mir einen gewissen Zusammenhang. Allerdings wollte er sich nicht tiefer darauf einlassen, da dies auf Kongressen und in der aktuellen medizinischen Praxis noch nicht üblich sei.

Ich bin dankbar für die ehrlichen und offenen Gespräche und überzeugt, dass die meisten Ärzte aufrichtig daran glauben, ihren Patienten zu helfen und dies mit besten Absichten tun. Gleichzeitig hatte ich den

Eindruck, dass sie oft durch die Strukturen unseres Gesundheitssystems eingeschränkt sind, wodurch es schwerfällt, individuell auf die Bedürfnisse der Patienten einzugehen.

Doch welchen Weg sollte ich nun beschreiten? Weiter mit Chemotherapie? Diese radikalen Operationen? Alles abbrechen?

Ich verzweifelte fast. Zwar hatte ich mein Bauchgefühl, aber auch die Angst, eine falsche Entscheidung zu treffen. Ich wollte doch noch viel Zeit mit meiner Tochter geniessen und sie aufwachsen sehen. Meine Entscheidung betrifft nicht nur mich – sie beeinflusst auch andere Menschen in meinem engsten Umfeld.

Mein Naturheilpraktiker war auch keine grosse Hilfe. Er versuchte mehrmals, mich davon zu überzeugen, die schulmedizinischen Therapien ganz abzubrechen, und zeigte kein Verständnis dafür, dass ich sie überhaupt begonnen hatte.

Es war ähnlich wie bei den Ärzten – eine radikale Haltung, bei der man glaubte, besser zu wissen, was für mich richtig sei. Dabei hatte mein Naturheilpraktiker zweifellos ein enormes Wissen über komplementäre Therapiemöglichkeiten und Mikronährstoffe. Dennoch halte ich es für unseriös, Menschen in einer Lebenskrise ihre Entscheidungen auszureden.

Aber wie kann man zwischen einem seriösen und einem unseriösen Therapeuten unterscheiden?

Kriterien[22], die für Seriosität sprechen:

○ Feste Sprechstunden an einem bekannten Ort

○ Der Therapeut fragt nach Diagnosen, bisherigen Behandlungen und medizinischen Befunden

○ Er rät niemals dazu, medizinische Behandlungen abzubrechen

- ⟳ Er erkundigt sich nach Symptomen, Lebensbedingungen und Arbeitsverhältnissen
- ⟳ Er erklärt seine Sicht auf die Krankheit, erläutert Untersuchungsergebnisse und die eingesetzten Methoden, ihre Wirkungen, Nebenwirkungen und Kombinationsmöglichkeiten mit onkologischen Behandlungen
- ⟳ Er informiert über Alternativen, bittet um Zustimmung, gibt keine Heilversprechen und macht nicht den Patienten verantwortlich für die Erkrankung

Kriterien, bei denen du deine Wahl überdenken solltest:
- ⟳ Er empfiehlt kostspielige Behandlungen, ohne ausreichend Zeit oder Informationen zur Verfügung zu stellen
- ⟳ Er möchte sofort beginnen, ohne dir Zeit zu lassen, dich weiter zu informieren und verlangt Anzahlungen ohne Quittung
- ⟳ Er behauptet, die Therapie sei frei von Risiken oder Nebenwirkungen
- ⟳ Er zweifelt die schulmedizinische Diagnose oder Behandlung an und rät dir, alle Medikamente und Behandlungen abzubrechen
- ⟳ Er setzt dich unter Druck, wenn du die Behandlung frühzeitig beenden möchtest, gibt Heilversprechen und macht dich oder dein Umfeld für die Erkrankung verantwortlich

Ich stimme diesen Kriterien voll und ganz zu, denn es ist sehr wichtig, einen seriösen Therapeuten zu wählen, dem man vertrauen kann. Gleichzeitig muss ich aber sagen, dass einige der Punkte, die als unseriös gelten, auch auf Ärzte zutreffen können – zumindest habe ich solche Erfahrungen gemacht. Dennoch kann diese Liste als hilfreiche Orientierung dienen, um den für dich passenden Therapeuten zu finden.

Ich blieb noch eine Zeit lang bei diesem Naturheilpraktiker, da ich seinen ganzheitlichen Ansatz und sein fundiertes Fachwissen sehr schätzte. Doch irgendwann spürte ich, dass es für mich an der Zeit war, einen anderen Weg einzuschlagen. Bei einem unserer letzten Termine gab er mir jedoch noch einen entscheidenden Impuls. Er sagte: «Du musst auch die emotionale Seite aufarbeiten, nicht nur die körperliche und mentale.»

Diese Worte trafen mich mitten ins Herz und rüttelten mich wach. Plötzlich wurde mir bewusst, dass dieser Aspekt ein wesentlicher Schlüssel für meine Heilung war.

Nach dieser Erkenntnis begann ich, mich intensiver mit möglichen Alternativen auseinanderzusetzen. Ich hielt nun Ausschau nach einem integrativen Onkologen und beschloss, eine ganzheitliche Gynäkologin zu finden, die mich langfristig begleiten konnte. Gleichzeitig wurde mir bei meinen Recherchen über die geplanten Operationen immer klarer, dass der radikale Ansatz nicht der richtige Weg für mich war.

Was ich gelernt habe:

○ **Frage nach Alternativen:** Wenn eine Behandlung nicht passt, stelle deinem Arzt klare Fragen zu alternativen Möglichkeiten. Es gibt oft mehrere Wege zur Heilung.

○ **Akzeptiere kein unangemessenes Verhalten:** Solltest du dich von Ärzten oder sonstigen Therapeuten schlecht behandelt fühlen, kommuniziere es, wechsle den Arzt, das Krankenhaus oder suche nach anderen Möglichkeiten. Du hast das Recht auf respektvolle und angemessene Behandlung, die dir Sicherheit vermittelt.

○ **Übernimm die Verantwortung für deine Gesundheit:** Du bist die Expertin deines Lebens und deiner Gesundheit. Übernimm aktiv die Verantwortung und entscheide, was sich für dich richtig anfühlt.

○ **Du bist deinen Genen nicht ausgeliefert:** Durch gezielte Lebensweise, Ernährung und bewusste Entscheidungen kannst du aktiv zu deiner Gesundheit beitragen und epigenetische Prozesse beeinflussen.

○ **Wissen ist die Basis für fundierte Entscheidungen:** Um eine klare Entscheidung zu fällen, ist es notwendig, Wissen und Informationen aus verschiedenen seriösen Quellen und Ebenen einzuholen. Nur so können wir Entscheidungen treffen, hinter denen wir langfristig stehen können, ohne etwas zu bereuen.

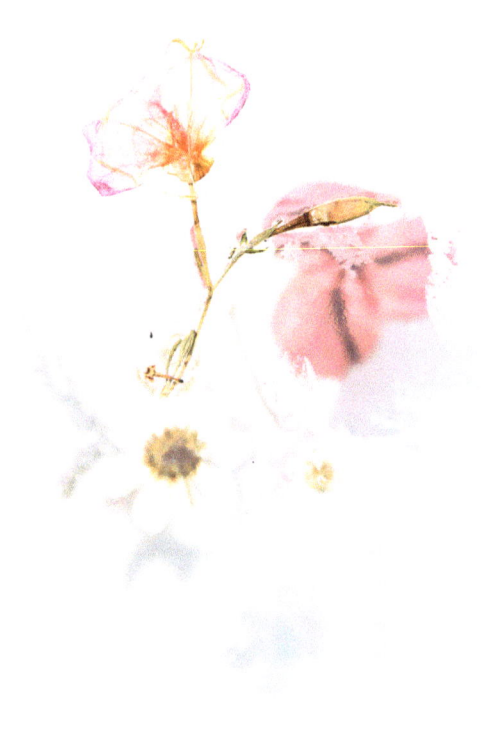

Friede beginnt damit, dass jeder von
uns sich jeden Tag um seinen Körper und
seinen Geist kümmert.[23]
– Thich Nhat Hanh

Der Beginn einer intensiven Auseinandersetzung mit meinen Gefühlen

In meiner Kindheit lernte ich, dass es einfacher war, positive Gefühle wie Freude und Glück auszudrücken, da diese mehr willkommen geheissen und gefördert wurden. Mit Gefühlen wie Wut, Traurigkeit oder Enttäuschung umzugehen, war hingegen etwas, das ich nicht wirklich lernte. Das ist kein Vorwurf, sondern spiegelt einfach die damalige Zeit und den Umgang mit Emotionen wider. Damals herrschte eine andere Sichtweise auf emotionale Erziehung, und es war weniger üblich, sich aktiv mit diesen Themen auseinanderzusetzen.

Ich war von klein auf ein sehr empathisches Kind und hatte ein grosses Gespür für die Stimmungen und Bedürfnisse anderer Menschen. Um dazuzugehören und niemanden zu enttäuschen, stellte ich oft meine eigenen Gefühle in den Hintergrund und versuchte, den Erwartungen meines Umfeldes gerecht zu werden. Das geschah unbewusst und war ein natürlicher Anpassungsmechanismus.

Heute sehe ich, dass sich in vielen Familien – einschliesslich meiner eigenen – die Einstellung zum Umgang mit Gefühlen glücklicherweise gewandelt hat. Eltern legen mittlerweile grossen Wert darauf, ihren

Kindern zu zeigen, dass alle Gefühle, ob positiv oder negativ, ihren Platz haben und dass es wichtig ist, Bedürfnisse klar zu äussern. Diese Veränderung empfinde ich als eine wunderbare Entwicklung, die auch mich dazu ermutigt hat, meine eigenen Gefühle besser wahrzunehmen und ihnen Raum zu geben. Unsere Emotionen sind ein wertvolles Geschenk mit unzähligen Facetten, die entdeckt und angenommen werden wollen.

Die Diagnose zwang mich noch intensiver dazu, mich mit meinen eigenen Gefühlen und Bedürfnissen auseinanderzusetzen. Ich musste lernen, sie an erste Stelle zu setzen oder zumindest genauso wichtig zu nehmen wie die der anderen, unabhängig davon, was andere darüber denken. Das fiel mir nicht leicht, doch es war ein entscheidender Schritt auf dem Weg zu mehr Selbstliebe.

Indem ich mich intensiver mit der Erziehung meiner Tochter auseinandersetzte und meine eigenen Muster reflektierte, wurde mir bewusst, wie stark Kinder von den Erwartungen ihrer Eltern beeinflusst werden. Kinder möchten geliebt und akzeptiert werden. Dieses Bedürfnis nach Zugehörigkeit und Sicherheit führt oft dazu, dass sie die Erwartungen ihrer Eltern erfüllen – manchmal sogar auf Kosten ihrer eigenen Bedürfnisse. Sie lernen früh, welche Verhaltensweisen Anerkennung bringen und welche auf Ablehnung stossen könnten. Dabei kann es geschehen, dass sie unbewusst ihre eigenen Wünsche und Gefühle zurückstellen, nur um die Bindung zu ihren Eltern zu bewahren.

Eltern geben in ihrer Rolle stets ihr Bestes, doch niemand ist perfekt. Häufig sind es dann die scheinbar unbedeutenden Dinge des Alltags, die einen prägenden Einfluss hinterlassen, selbst wenn sie von den Eltern nicht so beabsichtigt sind. Was für Eltern vielleicht nur ein stressiger Moment im Alltag ist, wird für Kinder zu einem Teil ihrer Kindheit – zu einer Erinnerung, die sie formt.

Als Erwachsene liegt es dann an uns, die Verantwortung für unser Leben zu übernehmen. Wir können die Vergangenheit nicht ändern, aber wir haben die Möglichkeit, aktiv an unserer Heilung zu arbeiten und unser Leben bewusst zu gestalten. Dieser Weg ist oft herausfordernd und nicht selten schmerzhaft, aber er ist der Einzige, der uns wirklich voranbringt. Niemand kann uns retten oder den Heilungsprozess für uns übernehmen – das liegt allein in unseren Händen.

Es war ein entscheidender Wendepunkt, mich selbst nicht länger zu vernachlässigen und meine eigenen Gefühle an die erste Stelle zu setzen. Doch dieser Prozess hatte seinen Preis: Einige wichtige Menschen distanzierten sich von mir oder verschwanden ganz aus meinem Leben. Diese Verluste schmerzen noch immer, aber sie haben mich gelehrt, mich selbst zur wichtigsten Person in meinem Leben zu machen.

Ich habe gelernt, den Schmerz anzunehmen und mich mit Liebe und Geduld hindurchzubegleiten – so, wie man ein Kind tröstet und unterstützt, wenn es mit Herausforderungen konfrontiert ist. Genau das bedeutet Selbstliebe.

Zwischen Unterstützung, Enttäuschung und dem Kampf um Selbstbestimmung

Endlich fand der Termin in der Integrativen Onkologie statt, und ich erhielt wertvolle Bestätigung. Es gibt tatsächlich verschiedene Möglichkeiten, die Nebenwirkungen der Behandlung nicht nur medikamentös zu lindern, sondern auch meinen Körper aktiv zu stärken, mein Immunsystem zu unterstützen und mein Wohlbefinden zu fördern. Der behandelnde Arzt erklärte mir, dass es ein wesentlicher Bestandteil ihrer Behandlung sei, individuell auf meine Bedürfnisse einzugehen und die Therapie entsprechend meinem Befinden anzupassen. So könnte es zum Beispiel möglich sein, einen Zyklus der Chemotherapie auszulassen oder eine dosisreduzierte Behandlung zu erhalten. Diese Perspektive gab mir neue Hoffnung und Mut, da sie mir zeigte, dass es auch Ärzte gab, die mich als Mensch wahrnahmen und eine ganzheitliche Betreuung anboten. Ich fühlte mich gehört, ernst genommen und in meinen Anliegen verstanden.

Kurze Zeit später hatte ich einen Termin bei der behandelnden Onkologin. Für mich war klar, dass ich die Klinik wechseln wollte, auch wenn dies während einer laufenden Therapie unüblich ist. Ein solcher Klinikwechsel kann bedeuten, dass wichtige Informationen verloren gehen und der Behandlungsprozess unterbrochen wird, was sich negativ auf die Therapie auswirken könnte. Dieses Gespräch war eine grosse Herausforderung für mich. Ich wurde gefordert, mich klar auszudrücken und für meine Bedürfnisse einzustehen. Darauf habe ich mich intensiver vorbereiten. Ich sprach offen und ehrlich mit der behandelnden Onkologin über meinen Wunsch, die Behandlung abzubrechen und die Klinik zu wechseln. Plötzlich änderte sich die Dynamik des Gesprächs grundlegend. Die Ärztin zeigte sich sehr verständnisvoll und war nun bereit, Anpassungen an der Behandlung vorzunehmen oder mich an eine andere Klinik zu überweisen. Ich war überrascht und fühlte mich in meinem Gefühl bestätigt.

Nun stand ich jedoch vor der Entscheidung: Sollte ich in der bekannten Klinik bleiben und die Behandlungen dort entsprechend meinen Vorstellungen fortsetzen oder zur integrativen Klinik wechseln? Diese plötzliche Möglichkeit überforderte mich beinahe, da ich nicht damit gerechnet hatte. Doch es führte mir klar vor Augen, wie wichtig es ist, beharrlich seinen Weg zu gehen und sich für sich selbst einzusetzen.

Ausserdem erklärte mir die Onkologin während des Gesprächs, dass sich meine Blutwerte verschlechtert hatten und meine Leukozytenwerte (die Werte der weissen Blutkörperchen, welche für die Immunabwehr verantwortlich sind) nun bedenklich niedrig waren. Dies geschieht häufig während einer Chemotherapie, da alle Zellen, die sich schnell teilen, angegriffen werden. Die Ärztin empfahl mir eine Injektion zur Stimulation der Leukozytenproduktion. Ich entschied mich dagegen. Ich war zuversichtlich, dass ich es schaffen würde, die Werte bis zur nächsten Woche auf natürliche Weise zu normalisieren.

Ich informierte mich ausführlich darüber, wie ich meine Leukozyten auf natürliche Weise stärken und den Wert wieder anheben könnte. Meine Massnahmen,[24] die ich getroffen habe, waren:

- **Ernährung:** Ich achtete noch bewusster auf eine ausgewogene Ernährung mit viel frischem Obst und Gemüse, die reich an Vitaminen und Mineralstoffen sind. Dies kann das Immunsystem stärken und die Produktion von Leukozyten unterstützen.
- **Ausreichend Schlaf:** Ich schaute auf meine Schlafgewohnheiten, da Schlafmangel das Immunsystem schwächen kann. Ausreichender und qualitativ hochwertiger Schlaf spielt eine zentrale Rolle für die Regeneration des Körpers, insbesondere für die Produktion von Leukozyten.

- **Stressmanagement:** Chronischer Stress kann das Immunsystem beeinträchtigen. Ich versuchte Entspannungstechniken noch mehr in den Alltag zu integrieren. Meditationen, Yoga, Atemübungen etc. können helfen, Stress abzubauen und das Immunsystem zu stärken.
- **Bewegung und Sport:** Ich führte regelmässig moderate körperliche Aktivitäten durch. Dies fördert die Durchblutung und verbessert die Immunfunktion.
- **Frische Waldluft:** Waldluft enthält Terpenoide, die entzündungshemmend wirken und das Immunsystem stärken können. Diese natürlichen Verbindungen regen die Produktion von Leukozyten an und steigern die Aktivität von natürlichen Killerzellen. Der Aufenthalt im Wald fördert nicht nur die Sauerstoffaufnahme, sondern reduziert auch Stress und stärkt das allgemeine Wohlbefinden.
- **Visualisierung:** In Visualisierungsübungen habe ich meinen Körper mental dabei unterstützt, die Produktion von weissen Blutkörperchen anzuregen.
- **Hygiene und Infektionsprävention:** Ich achtete intensiver auf die grundlegenden Hygienemassnahmen, wie regelmässiges Händewaschen nach dem Einkaufen usw. Dies kann helfen, Infektionen zu vermeiden, die das Immunsystem belasten und die Produktion von Leukozyten beeinträchtigen könnten.

Meine Bemühungen zeigten Erfolg: Innerhalb von nur knapp einer Woche lagen die Werte wieder im gesunden Normbereich.

Ich hatte mich entschieden, weiterhin in der mir bekannten Klinik zu bleiben und bei Bedarf die integrative Klinik für die Behandlung von Nebenwirkungen hinzuzuziehen. Der Grund dafür war, dass die integrative Klinik 30 Minuten Autofahrt von meinem Wohnort entfernt lag. Obwohl die Strecke nicht weit war, stellte dies für mich eine Herausforderung dar, da jede Besprechung oder Therapie mit einer Stunde zusätzlicher Fahrtzeit verbunden war. Zudem hätte ich für die Therapien jemanden benötigt, der mich fährt, was aufgrund der Betreuung meiner Tochter schwer zu organisieren war. Das erschien mir zu kompliziert, und ich wollte nicht, dass sich der Prozess weiter erschwert. Zudem hatte ich den Eindruck, dass die Ärztin nun empathischer war und mehr auf meine Bedürfnisse eingehen wollte. Ich teilte diese Entscheidung der Onkologin mit und bat sie um Rat, ob ich die laufende Therapie dosisreduziert fortsetzen oder den nächsten Zyklus ganz auslassen sollte. Sie versicherte mir, dass wir diese wichtige Entscheidung beim nächsten Termin ausführlich besprechen würden. Es war die vierte und letzte der intensiven Therapien über drei Monate.

Als ich zum vereinbarten Termin kam, erlebte ich jedoch eine erneute Enttäuschung: Die Onkologin war nicht da, sie hatte frei, wie immer an diesem Tag. Bereits im Vorfeld hatte ich mir Gedanken gemacht und beschlossen, die Therapie dosisreduziert fortzusetzen. Eine freundliche Assistenzärztin war anwesend, zögerte jedoch, diese Entscheidung allein zu treffen. Sie zog den leitenden Arzt hinzu, um die nächsten Schritte zu besprechen. Obwohl er freundlich und mitfühlend wirkte, sprachen seine Worte eine völlig andere Sprache. Der Arzt schaute mich an und sagte wortwörtlich: «Ich möchte nicht der Gute sein, der die Dosis reduziert, und später als der Böse dastehen, wenn Sie mit einem Rezidiv zurückkommen. Sie sind nicht palliativ und es besteht daher keinerlei Notwendigkeit, die Dosierung zu reduzieren. Ihre Gesundheit und Ihre Laborwerte sind schlichtweg zu gut für eine Anpassung der Dosis!»

Ich war schockiert, doch ich erkannte rasch, dass jegliche Diskussion zwecklos war. Bestimmt entgegnete ich ihm: «Ich habe meine Entscheidung bereits getroffen. Ich werde zu der anderen Klinik gehen, wenn Sie meinen Wunsch nicht respektieren.»

Er lachte und meinte dann: «Hier wird richtige Onkologie praktiziert, nicht so wie in der anderen Klinik!» Anschliessend fragte er mich, mit einem fast spöttischen Unterton, um wie viel ich denn die Dosis reduziert haben möchte, obwohl er genau wusste, dass ich diese Entscheidung nicht allein treffen konnte. Er begann erneut, von Richtlinien und Studien zu reden. Er nahm sich keine Sekunde, um mich kennenzulernen, mich als Mensch wahrzunehmen, meine Ängste zu verstehen oder sich wirklich mit meinen Anliegen auseinanderzusetzen. Schliesslich einigten wir uns auf eine Dosisreduktion von 25%. Ich betonte noch einmal, dass ich ein sehr gutes Körpergefühl habe und genau weiss, was meinem Körper guttut und was nicht. Mit einem aufgesetzten Lächeln verabschiedete er sich und verschwand.

Es war erneut enttäuschend und ernüchternd, wie gewisse Ärzte auftreten können. Zwar fühlte ich mich zu diesem Zeitpunkt innerlich gefestigt und hatte mir eine gewisse Resilienz gegenüber solchen Aussagen angeeignet, doch ich dachte an jene Menschen, die die Worte eines Arztes immer noch als unantastbare Wahrheit ansehen und sich keinen Widerspruch erlauben. Für solche Patienten können solche Erfahrungen besonders belastend sein. Die Wirkung, die autoritäre Aussagen auf das Unterbewusstsein eines verunsicherten Menschen haben können, ist nicht zu unterschätzen. Sollte tatsächlich ein Rezidiv auftreten, wird sich ein solcher Arzt vermutlich nicht die Frage stellen, ob die Kommunikation oder die Herangehensweise seinerseits besser hätte sein können, sondern eher die Verantwortung beim Patienten suchen.

Während der laufenden Chemotherapie führte ich ein intensives und bereicherndes Gespräch mit der Pflegefachfrau, die mich seit Beginn meiner Therapie begleitet hatte. Wir tauschten uns ausführlich über ganzheitliche Ansätze und alternative Behandlungsmöglichkeiten aus. Ihre Offenheit und der Respekt, den sie meinen Meinungen und Entscheidungen entgegenbrachte, beeindruckten mich sehr. Im Gegensatz dazu lehnen die meisten Ärzte solche Themen ab – sowohl aus meiner Erfahrung als Patientin als auch aus meiner Arbeit im Krankenhaus – möglicherweise, weil ihnen das Wissen und die Erfahrung in diesem Bereich fehlt.

Die vierte Chemotherapie dosisreduziert durchzuführen, zeigte Wirkung. Nach der Therapie ging es mir besser. Die Nebenwirkungen waren zwar nicht vollständig verschwunden, aber sie waren erträglich im Vergleich zu den vorherigen Behandlungen. Ich litt immer noch unter starker Übelkeit und Erbrechen, jedoch konnte ich mit der Intensität umgehen. Auch meine Erholung in den folgenden Tagen verlief schneller, ich war weniger müde und fühlte mich insgesamt etwas wohler. Ich war zutiefst dankbar, diesen Weg gegangen zu sein.

Vielleicht fragst du dich nun, warum ich die Chemotherapie nicht einfach abgebrochen habe, obwohl ich oft darüber nachgedacht und grosse Lust dazu gehabt hätte. Es gab vor allem zwei Gründe, warum ich mich dagegen entschieden habe:

1. Ich hatte mich bewusst für diese Therapie entschieden und es war mir von Anfang an klar, dass es kein Spaziergang werden würde. Trotzdem hatte ich tief in mir das Gefühl, dass diese Behandlung wichtig und richtig war. Ich war überzeugt, dass ich dies überstehen

musste, um gesund zu werden – nur eben auf meine Weise, in einer reduzierten Form, die für mich erträglich war.

2. Ich hatte mich intensiv mit der Chemotherapie und ihren Wirkungsweisen auseinandergesetzt. Eine erschreckende Erkenntnis dabei war, dass Tumorzellen gegen die Chemotherapie Resistenzen[25] bilden können. Das ist vergleichbar mit Antibiotika, bei denen Bakterien resistent werden, wenn sie oft genug in Kontakt damit kommen, jedoch nicht stark genug bekämpft werden. Ähnlich ist es bei der Chemotherapie: Wenn Tumorzellen nicht vollständig zerstört werden, besteht das Risiko, dass sie resistent werden, was das Risiko von einem Rezidiv erhöht. So entschied ich mich für diese reduzierte Variante.

Die heilende Kraft des Atems: Die Rolle von Atemtechniken bei der Genesung

Eine weitere wichtige Entwicklung war, mich eingehend mit meiner Atmung auseinanderzusetzen. Ich las einen Artikel, der darauf hinwies, dass Krebspatienten oft unbewusst stockende und unregelmässige Atemmuster haben. Dadurch wird der Körper unzureichend mit Sauerstoff versorgt, was zu einem Mangel in den Zellen führt. Ich befasste mich tiefer mit verschiedenen Atemmustern und Studien zu diesem Thema. Einerseits wurde in Studien belegt, dass Hypoxie (Sauerstoffmangel im Gewebe) Tumorzellen einen Wachstumsvorteil verschaffen können und schlechtere Prognosen nach sich zieht.

Durch gezieltes Atemtraining lässt sich jedoch eine bessere Sauerstoffversorgung des Gewebes erreichen. Wie Studien zeigen, führt der

Sauerstoffmangel dazu, dass Tumore aggressiver werden und Tumorzellen eher über die Blutbahn und Lymphgefässe in andere Organe wandern, wo sie Metastasen bilden können, sagt Martin Wolf, Leiter des klinischen Forschungsschwerpunkts Tumor-Oxygenierung und Professor für biomedizinische Optik an der Universität Zürich.[26]

Weiter wurde festgestellt, dass bei Brustkrebspatientinnen häufig unregelmässige und oberflächliche Atemmuster festgestellt wurden, die möglicherweise Brustkrebs begünstigt haben könnten. Leider konnte ich diesen Artikel nicht wiederfinden, um hier Genaueres darüber zu schreiben. Was bedeutete dies aber für mich? Ich beobachtete mich selbst im Alltag und stellte fest, dass ich oft sehr flach, zu wenig tief und stockend atmete. Ob dies nun nur am Stress der Umstände lag oder ein dauerhafter Zustand war, konnte ich zu diesem Zeitpunkt nicht beurteilen.

Ein Osteopath erklärte mir später, dass wir ungesunde Atemmuster häufig schon in der Kindheit von unseren Eltern übernehmen, wenn diese ebenfalls gestresst sind. Wir wachsen mit diesen Mustern auf und bemerken oft gar nicht mehr, dass es auch anders gehen könnte, weil wir es ja nicht anders kennen. Schon früh in unserem Leben ist dann unser Stresspegel erhöht, und wenn dann noch zusätzliche Belastungen hinzukommen, kann das auf Dauer gesundheitsschädlich werden.

Deshalb war es mir wichtig, ein gesundes und fliessendes Atemmuster zu entwickeln. Ich befasste mich mit Atemtechniken, las Bücher und machte Atemübungen. Mit diesen Übungen konnte ich den Sympathikus (den Teil des Nervensystems, der für Stress und Anspannung zuständig ist) reduzieren und den Parasympathikus (der für Entspannung und Regeneration sorgt) aktivieren.

Was ich gelernt habe:

○ **Sei der Erwachsene, den du als Kind gebraucht hättest:** Was du als Kind erlebt hast, kannst du nicht rückgängig machen, aber du hast heute die Möglichkeit, für dich selbst der Erwachsene zu sein, den du damals gebraucht hättest. Sei liebevoll, verständnisvoll und unterstützend dir selbst gegenüber.

○ **Gefühle sind unsere Geschenke:** Gefühle sind Geschenke, die uns helfen, uns selbst besser zu verstehen und zu wachsen. Akzeptiere alle deine Gefühle – sowohl die positiven als auch die herausfordernden. Sie sind wertvolle Wegweiser, die uns auf unserem inneren Entwicklungsweg begleiten.

○ **Suche nach Lösungen, wie du deinen Körper im Heilungsprozess unterstützen kannst:** Auch wenn es manchmal schwer ist, eine Lösung zu finden, fokussiere dich darauf, wie du deinen Körper im Genesungsprozess unterstützen kannst. Spüre in dich hinein und frage dich, was das Richtige für DICH ist. Nimm dir Zeit und Raum, um auf deine innere Stimme zu hören.

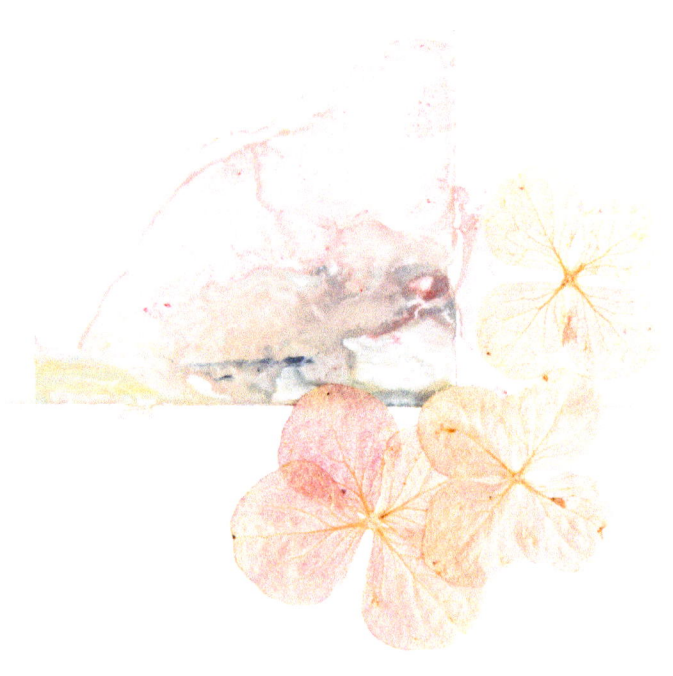

Weiblichkeit bedeutet, mit Sanftheit und Mut
durchs Leben zu gehen, sich selbst treu zu bleiben und die
Welt mit Liebe zu bereichern.

Die wahre Bedeutung der Weiblichkeit entdecken

In den folgenden Tagen kreisten meine Gedanken oft um unsere Ehe. Die Krankheit, die Behandlungen und die damit verbundenen Ängste und Herausforderungen belasteten uns beide und unsere Beziehung. Der normale Alltag mit Job und Kind brachte schon genug Anforderungen mit sich – doch nun kam auch noch die Krankheit hinzu. Jeder von uns gab sein Bestes, um den Alltag zu meistern, und wie immer ergänzten wir uns gut. Doch ich fragte mich, wie lange das gut gehen würde, wenn wir beide hauptsächlich damit beschäftigt waren, den Boden unter den Füssen nicht zu verlieren.

Mir war klar, dass es nicht der richtige Zeitpunkt war, aktiv an der Beziehung zu arbeiten – unsere Energien waren ohnehin stark beansprucht. Doch die Veränderungen meines Körpers verstärkten mein Unwohlsein, sodass ich mich als Frau in meiner Haut einfach nicht mehr wohlfühlte. Dabei war mir bewusst, dass es allein meine Verantwortung war, mir selbst über mich ein gutes Gefühl zu geben.

Die sieben hermetischen Prinzipien[27] (siehe auch 2. Teil) und der Satz «Alles im Aussen ist eine Reflexion meines Inneren» erinnerten mich daran, dass es an mir lag, mein eigenes Wohlbefinden zu gestalten. Als ich begann, mich mit diesen Gesetzen auseinanderzusetzen, wurde mir wieder bewusst, dass mein Inneres meine äussere Realität prägte – und dass die Veränderung zuerst bei mir beginnen musste. Ich erkannte, dass ich auch hier lernen durfte, mich von äusseren Erwartungen und Einflüssen zu lösen, um Schritt für Schritt zu mir und einem inneren Gleichgewicht zu finden.

Ein Ungleichgewicht erkennen und korrigieren

Das Thema der Weiblichkeit liess mich nicht mehr los. Ich fragte mich: «Was bedeutet Weiblichkeit für mich? Habe ich eine eigene Definition dafür, die ich bewusst lebe? Oder bin ich so stark von äusseren Einflüssen geprägt, dass ich mich nie bewusst damit auseinandergesetzt habe?

Es wurde mir immer klarer, wie sehr ich mich in den letzten Jahren von anderen Meinungen und gesellschaftlichen Erwartungen hatte beeinflussen lassen. Die Gesellschaft hat einen erheblichen Einfluss auf unsere Selbstwahrnehmung, vor allem wenn wir diese unreflektiert übernehmen.

Schon als Kind erfuhr ich, dass ich mehr Anerkennung erhielt, wenn ich hübsche Röckchen trug oder eine schöne Frisur hatte. Diese äussere Erscheinung zog deutlich mehr Aufmerksamkeit auf sich als schlichte Alltagskleidung oder bequeme Jogginghosen. So lernte ich früh, dass mein Äusseres eine bedeutende Rolle spielt.

Ich war immer mit älteren Mädchen befreundet, die sich schminkten. Folglich schminkte auch ich mich, als ich noch jung war. Ich rasierte meine Beine und interessierte mich für Mode und schöne Kleider. Ich hatte zeitlebens lange blonde Haare, die ich gerne pflegte und sehr mochte. Doch jetzt stand ich da mit Brustkrebs und einem rasierten Kopf – plötzlich musste ich mich als Frau neu definieren. Aber wie?

Wie so oft, wenn mich etwas beschäftigte, meditierte ich oder machte einen langen Spaziergang im Wald. Während des Spaziergangs dachte ich darüber nach, welche Frauen – sei es in der Öffentlichkeit oder in meinem Umfeld – für mich «weiblich» waren. Es fiel mir auf, dass die Frauen, die ich als weiblich empfand, sehr unterschiedlich waren. Einige waren schlank, andere kurvig oder sogar etwas voluminöser. Manche hatten kurze Haare, andere lange, einige waren blond, andere schwarzhaarig. Sie waren jung oder schon etwas älter. Da erkannte ich zum ersten Mal bewusst, dass Weiblichkeit für mich nichts mit dem äusseren Erscheinungsbild zu tun hatte. Aber was war es dann?

Ich stellte fest, dass Frauen, die ich als weiblich wahrnahm, eine innere Leidenschaft und eine besondere Ausstrahlung hatten. Ihre Weiblichkeit kam von innen und war nicht an ihr äusseres Erscheinungsbild gebunden. Frauen aus Modemagazinen oder der Werbung empfand ich oft als weniger «weiblich» als Frauen aus meinem Umfeld oder diejenigen, denen ich im Alltag begegnete. Für mich bedeutete Weiblichkeit weit mehr als nur sexy, attraktiv oder hübsch zu sein. Sie ist eine innere Haltung, eine Kraft, ein Feuer, die aus der Authentizität und dem Selbstbewusstsein einer Frau strahlt.

Ich notierte die Attribute, die für mich Weiblichkeit verkörpern:

- ⟁ Nährend
- ⟁ fürsorglich
- ⟁ stärkend
- ⟁ kreativ
- ⟁ intuitiv
- ⟁ aktiv
- ⟁ innere Stärke
- ⟁ hingebungsvoll
- ⟁ sinnlich
- ⟁ liebevoll
- ⟁ aufbauend
- ⟁ geduldig
- ⟁ zentriert
- ⟁ unabhängig
- ⟁ authentsich
- ⟁ umsorgend
- ⟁ schön
- ⟁ motivierend
- ⟁ gefühlsvoll
- ⟁ selbstbewusst
- ⟁ tatkräftig
- ⟁ leidenschaftlich

Wir Frauen dürfen unsere Attribute, unsere Werte und Stärken noch viel mehr in die Welt einbringen, die sanfte Energie des Yin mit der kraftvollen des Yang[28] (siehe auch 2. Teil) vereinen und mit Stärke und Entschlossenheit unseren Weg gehen.

Mir wurde klar, dass Weiblichkeit viel mehr umfasst als das, was die Gesellschaft uns vorgibt. Viele weibliche Attribute fehlen in unserer heutigen Welt. Wir leben in einer nach wie vor patriarchalisch dominierten Gesellschaft, die oft von Egoismus, Dominanz und Härte geprägt ist – ein Übermass an Yang. Es fällt auf, wie sehr männliche Strukturen die Welt prägen und das Yang überwiegt. Doch wir brauchen beide Pole: das Sanfte und das Starke; die Tiefe und die Leichtigkeit; das Fürsorgliche und das Tatkräftige.

Plötzlich eröffnete sich mir die Erkenntnis, dass es unsere Aufgabe als Frauen ist, diese weiblichen Qualitäten wieder bewusst in die Welt zu tragen. Es geht nicht darum, dass wir uns als Frauen an diese Welt und an diese Härte anpassen, sondern dass wir unsere eigenen Qualitäten – und die des Yin – wieder stärker in den Mittelpunkt stellen und verbreiten. Ich musste lernen, meine Weiblichkeit neu zu definieren und sie aktiv zu leben – eine Weiblichkeit, die weit über die äussere Erscheinung hinausgeht und tief in mir verwurzelt ist.

Um meinen Geist in dieser herausfordernden Zeit zu beschäftigen und geistig fit zu bleiben, entschied ich mich, eine Ausbildung zur Yin-Yoga-Lehrerin zu machen. Dabei wurde mir bewusst, wie sehr das Gleichgewicht zwischen Yin und Yang in meinem Leben gestört war. Ich lebte zu wenig im Yang – handelte zu wenig und war nicht aktiv genug. Stattdessen fühlte ich mich oft angespannt, zu kopflastig und setzte mich selbst unter Druck. Mein Yin lebte ich hauptsächlich durch Ruhe und Passivität, immer auf der Suche nach noch mehr davon. Doch die nährende, liebevolle Seite des Yin kam zu kurz. Dieses Ungleichgewicht wollte ich verändern.

Ich vertiefte mich in die Eigenschaften von Yin und Yang und begann zu erkennen, welche Aspekte ich stärker in mein Leben integrieren konnte. Ich wollte wieder mehr Verantwortung für mich übernehmen, aktiver werden und mein Leben und meine Gesundheit selbst in die Hand nehmen. Gleichzeitig wollte ich die fürsorgliche und liebevolle Seite des Yin intensiver in meinen Alltag einfliessen lassen, um ein ausgewogenes Verhältnis zwischen beiden Kräften zu schaffen.

Ein erster Abschluss

Ein weiterer Punkt, der mich stark beschäftigte, war mein beruflicher Weg. Ich fühlte mich zunehmend traumatisiert vom Gesundheitswesen. Schon der blosse Anblick eines Krankenhauses löste bei mir Übelkeit und Unwohlsein aus. Der Geruch von Infusionsmaterial und Desinfektionsmitteln brachte mich emotional aus dem Gleichgewicht. Wie sollte ich in meinen beruflichen Alltag als Pflegefachfrau zurückkehren, wenn allein der Gedanke daran solche Reaktionen in mir hervorriefen? Ich ahnte, dass ich nun auch beruflich an einer Wende stand. Sollte ich vielleicht einen neuen beruflichen Weg einschlagen, der nichts mehr mit der Pflege zu tun hatte?

Besonders die Idee, meine Entspannungsangebote weiterzuverbreiten, gewann immer mehr an Bedeutung für mich. Ich bin überzeugt davon, dass Entspannung, Ruhe und Stille in unserem Leben wieder viel mehr Gewicht bekommen sollten. Wenn wir in guten Zeiten Routinen und Strategien entwickeln, die uns helfen, zur Ruhe zu kommen, dann sind wir in der Lage, auch schwierige Zeiten besser zu bewältigen. Aber auch in einer gesundheitlichen Herausforderung kann Entspannung eine Vielzahl positiver Effekte mit sich bringen, wie z. B., dass man sich und seinen Körper wieder besser spürt, seine Bedürfnisse bewusster wahrnimmt, körperlich und auch geistig zur Ruhe kommt und viele mehr. Ich spürte, dass mich dieser Weg zunehmend anzog und dass etwas in mir immer lauter danach rief, Menschen auf diesem Gebiet zu unterstützen.

Bevor die Chemotherapie begann, nahmen die Schmerzen durch die Untersuchungen und das Wachstum des Tumors stetig zu. Bereits nach dem ersten Chemotherapie-Zyklus waren die Schmerzen verschwunden. Und nach dem vierten Zyklus war der Tumor überhaupt nicht mehr ertastbar – ein grosser Erfolg. In mir rief alles: «Jetzt bin ich wieder krebsfrei.» Obwohl ich die Nebenwirkungen der Therapie deutlich spürte, fühlte sich mein Körper wieder so an, als wäre er vollkommen gesund.

Ab diesem Moment wurde mir klar, dass es meine Aufgabe ist, dafür zu sorgen, dass es nun so bleibt. Ich wollte mein Innenleben so gestalten, dass es sich positiv auf mein Aussenleben auswirkt und mich gesund hält. Doch was genau macht mich gesund? Diese Frage beschäftigte mich, und ich wusste, dass ich ein Leben führen wollte, das von innen nach aussen strahlt. Ich wollte wieder meine Gefühle, meine Bedürfnisse und mein wahres Ich spüren und in Einklang mit ihnen leben.

Also begann ich, eine Liste zu erstellen — mit all den Dingen, die mir guttaten und die es mir ermöglichten, meine äussere Welt auf Gesundheit auszurichten. Diese Liste erweiterte sich mit der Zeit, da ich immer mehr darüber lernte, was mich wirklich stärkt.

Meine Liste:

MORGENS:

○ **Im Bett: Bodyscan[29] und in den Körper spüren, Absicht für den Tag formulieren:** Bewusster Start in den Tag, Zentrierung.

○ **Warmes Zitronen-Ingwer-Kurkuma-Wasser[30]:** Entzündungshemmend, fördert das Immunsystem und die Verdauung.

○ **Nahrungsergänzungsmittel gemäss den Vorgaben meines Naturheilpraktikers:** Um meinen Körper zu stärken und unterstützen.

○ **Intervallfasten:** Stoffwechselaktivierung, Zellerneuerung.

MITTAGS:

○ **Mittagessen:** Kohlenhydratarme Kost, viel Gemüse, Proteine und gesunde Fette, pflanzenbasiert: Antientzündlich, blutzuckerstabilisierend.

○ **Meditation, Atemübung oder Entspannungseinheit:** Parasympathikus-Aktivierung, innere Ruhe, inneres Einchecken.

ABENDS:

○ **Dankbarkeits- und Erfolgstagebuch führen:** Positives Mindset, Fokus auf das Gute im Leben.

ALLGEMEINES:

○ **Kalte Dusche:** Stärkung des Immunsystems, fördert die Durchblutung.

○ **Ein Tag pro Monat fasten oder Saftfasten:** Autophagie anregen, innere Reinigung.

○ **Zwei Detox-Kuren pro Jahr mit ketogener Ernährung und Fasten/Saftfasten für ca. 3-4 Wochen:** Tiefere Reinigung, Autophagie, Reset für den Körper.

○ **Kuren mit Glutathion und Resveratrol:** Antioxidantien, Zellschutz verbessern.

○ **Probiotika-Kur:** Unterstützung der Darmgesundheit und somit Balance für den ganzen Körper.

○ **Den Körper aktiv nutzen und bewegen, wofür er gemacht wurde:** z. B. Wim Hof-Methode[31], Sport, Yoga, Tanzen.

○ **Nicht nur Entspannungsübungen machen, sondern einen meditativen Lebensstil kultivieren:** Langfristige innere Ruhe, Gleichgewicht und Gelassenheit und tiefe Achtsamkeit im Alltag praktizieren.

○ **Ernährung:** Basisch, viel Gemüse und Proteine, pflanzenbasiert, gesunde Fette, Grüntee, wenig bis keinen Zucker: Reduktion von Entzündungen, Stabilisierung des pH-Wertes im Körper, Förderung der allgemeinen Gesundheit und Energie.

○ **Mich in Liebe und Dankbarkeit mit meinem Körper verbinden:** Positive Selbstwahrnehmung, Stärkung des Selbstwertgefühls und der Heilung durch Selbstakzeptanz.

○ **Mich mit dem Universum verbunden fühlen, auf Zeichen, Träume und mein Herz hören:** Tiefes Vertrauen ins Leben, innere Führung und Klarheit, Stärkung der Intuition.

○ **Gezielt Hilfe und Unterstützung von Therapeuten und Fachleuten suchen:** (Komplementärarzt, Naturheilpraktiker, Fussreflexzonenmassage oder andere Therapien je nach Thema), um Beschwerden auf allen Ebenen zu lindern.

Diese Liste gab mir, eine klare Ausrichtung, wie ich Körper, Geist und meine Seele in Balance bringen konnte, um langfristig gesund zu bleiben. Ausserdem stärkte es meine Selbstwirksamkeit und mein Selbstvertrauen, dass ich aktiv etwas für meine Gesundheit beitragen kann und es auch mache.

Nach der letzten intensiven Chemotherapie war ich überglücklich, dass dieses Kapitel endlich abgeschlossen war. Eine grosse Hürde war geschafft. Also gingen wir in die Ferien ins Tessin und ich versuchte, so normal wie möglich zu leben – was das auch immer bedeutete.
Es war Hochsommer. Die hohen Temperaturen und vor allem das Tragen der Perücke machten mir sehr zu schaffen. Die Hitze war fast unerträglich. Ein Ausflug ins Freibad und das Baden im kühlen Wasser waren eine willkommene Erfrischung. Ich schaffte es sogar, einen Kilometer am Stück zu schwimmen, was sich richtig gut anfühlte. Wir unternahmen kürzere Wanderungen entlang schattiger Pfade und in der Nähe von Wasserquellen. Dabei suchten wir wunderschöne Kraftorte in der Natur auf, was sich auf mich unglaublich positiv auswirkte.
Besonders gern besuchte ich meinen Lieblingswasserfall. Dieser vereint für mich alle vier Elemente: Wasser, Erde, Luft und Feuer.[32] (siehe

auch 2. Teil) Ich liebe diesen Ort. Ich könnte stundenlang am Fusse des Wasserfalls sitzen, dem tosenden Wasser lauschen und diese unbändige Kraft spüren. Die Energie des Wassers, wie es die Luft in Schwingung versetzt, und die kraftvolle Präsenz der Elemente gaben mir neue Energie. Ich fühlte, wie diese Kraft in mich überging und mich stärkte, sodass ich wieder voller Zuversicht und Energie meinen Weg weitergehen konnte.

Was ich gelernt habe:

○ **Übernimm Verantwortung für dein Wohlbefinden:** Niemand ist dafür verantwortlich, dir ein gutes Gefühl zu geben. Diese Aufgabe liegt bei dir selbst.

○ **Definiere dich selbst:** Lass dich nicht von gesellschaftlichen Normen oder Erwartungen formen. Entdecke deine eigene Definition von Weiblichkeit, Männlichkeit oder Diversität. Lebe deine Authentizität, unabhängig von äusseren Vorstellungen.

○ **Handle aus deinem Inneren heraus:** Lebe nicht als Reaktion auf äussere Einflüsse. Gestalte dein Leben von innen nach aussen und richte deine Gedanken und Emotionen so aus, dass sie deine Gesundheit fördern. Frage dich: Was musst du innerlich verändern, um gesund zu leben?

○ **Finde Kraft in der Natur:** Wir stammen aus der Natur und sie schenkt uns die Kraft, die wir brauchen. Nutze sie, um Energie zu tanken, dich zu erden und neue Kraft für deinen Weg zu schöpfen.

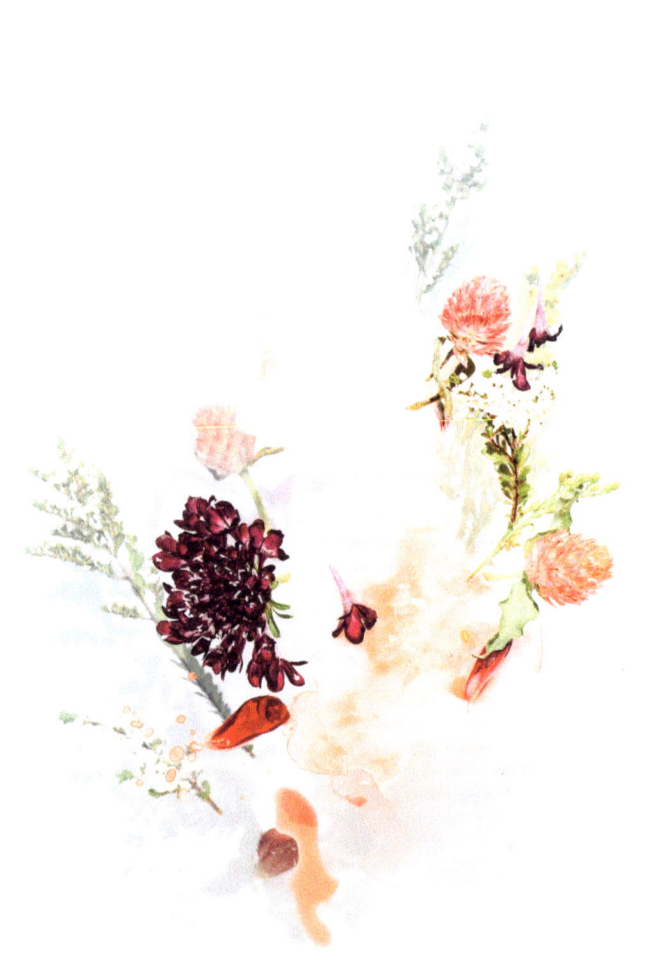

Ich bin nicht das, was mir passiert ist.
Ich bin das, was ich entscheide, zu werden.[33]
– Carl Gustav Jung

Ängste und die Konfrontation mit der Endlichkeit

In den folgenden Tagen begleiteten mich zunehmend Ängste. Etwas, das ich zu Beginn nicht so stark verspürt hatte. Nun wurden sie immer präsenter. Ich las Berichte über junge Frauen, die es nicht überlebten, teilweise waren sie noch jünger als ich. Junge Frauen mit Brustkrebs und kleinen Kindern, Frauen, die in der Schwangerschaft erkrankten und Chemotherapien erhielten. Was, wenn ich es auch nicht schaffe? Was, wenn tatsächlich ein Rezidiv oder Metastasen auftreten?

Zum ersten Mal seit meiner Diagnose verspürte ich eine tiefe Angst vor dem Sterben. Angst davor, zu früh gehen zu müssen. Angst, das Leben zu verpassen und meine Tochter nicht aufwachsen zu sehen.

Gleichzeitig wurde mir aber auch bewusst, dass diese Gefahr nicht nur Menschen in einer Krankheitsphase betrifft – sie ist ein Teil des Lebens von uns allen. Wir alle müssen sterben, vielleicht unsere Liebsten zurücklassen und unseren irdischen Körper irgendwann ablegen. Unser Leben ist begrenzt, und niemand kennt sein Ablaufdatum. Im Alltag jedoch bleibt diese Tatsache oft verborgen und verdrängt, leise im Hintergrund. Erst wenn uns eine Diagnose oder ein Schicksalsschlag erreicht, stehen wir plötzlich und unvermeidlich dem Tod und der Endlichkeit gegenüber.

Doch vielleicht ist es genau dieses Bewusstsein, das in einer solchen Situation zu einem verborgenen Geschenk werden kann – ein Privileg, das Menschen erfahren, die mit einer schweren Krankheit und ihrem möglichen Lebensende konfrontiert werden. Es ist eine Erkenntnis, die die Augen öffnet, uns ermutigt, das Beste aus dem Leben zu machen und es bewusster zu leben und zu gestalten.

Es war an der Zeit, all das anzuwenden, was ich in den vergangenen Wochen und Monaten gelernt hatte: alle Gefühle mit all ihren Facetten anzunehmen und zuzulassen. Statt die Angst zu verdrängen, zu unterdrücken oder mich von ihr abzulenken, entschied ich mich, ihr bewusst zu begegnen. Ich hielt inne und schaute der Angst direkt in die Augen. Ich erlaubte mir, dieses unangenehme Gefühl, das ich sonst lieber von mir fernhalten wollte, vollständig zuzulassen und zu fühlen. Wer hat schon gerne Angst? Aber genau deshalb tauchte ich tief in sie ein, um zu verstehen, was sie mir eigentlich mitteilen wollte.

Dabei erkannte ich: Meine Angst war mehr als nur ein bedrückendes Gefühl – sie war ein Symbol, ein Weckruf. Sie flüsterte mir zu: «Lebe dein Leben – jetzt! Hör auf, dir so viele Sorgen zu machen. Hör auf, an dir selbst zu zweifeln. Zeig dich mit deinem ganzen Sein! Du bist hier, in diesem Moment, mit jedem Atemzug, um Verantwortung zu übernehmen – für dich, dein Leben, deinen Körper und deine Gesundheit.» Diese Einsicht veränderte meinen Umgang mit der Angst grundlegend. Von da an wollte ich sie nicht einfach nur weghaben, sondern sie als meinen Kompass nutzen – einen Kompass, der mir zeigte, wohin ich gehen wollte, um ein bewussteres und erfüllteres Leben zu führen.

Trotz aller Ängste gab es auch Lichtblicke und gute Neuigkeiten. Nach der ersten Hälfte der Chemotherapie hatte ich einen Ultraschall. Dieser zeigte ein sehr gutes Ansprechen auf die Therapie: Der Tumor war kaum noch sichtbar! Ich freute mich sehr über diese Nachricht! Es bestätigte mich darin, dass ich alles in meiner Macht Stehende tat, um meinen Körper bestmöglich zu unterstützen.

In diesem Moment traf ich eine grundlegende Entscheidung: Niemand und nichts würde mir mein Leben nehmen – weder andere Menschen, noch Umstände, nicht ich selbst und auch keine Krankheit! Mit klarer, unerschütterlicher Intention entschloss ich mich, hier zu bleiben, zu leben und gesund zu sein. Ich versprach mir selbst, meine Tochter noch viele Jahre zu begleiten und für sie da zu sein. Dieser Entschluss fühlte sich an wie eine kraftvolle Rückverbindung: Ich brachte meine Seele und mein gesamtes Sein ganz bewusst in meinen Körper zurück – fest entschlossen, das Leben in seiner ganzen Fülle zu leben.

Dabei begann ich, mich an die Leichtigkeit und Ganzheit meines Körpers aus meiner Kindheit zu erinnern – an die unbeschwerten Stunden des Spielens, das ausgelassene Tanzen und die natürliche Freude an Bewegung. In meiner Vorstellung war mein kindliches Ich voller Lebensfreude, etwas, das in den herausfordernden Monaten der Krankheit verloren gegangen war. Diese Empfindungen neu zu entdecken, war wie das Wiedererlernen einer längst vergessenen Sprache. Ich dachte an die Abenteuer in der Natur, das Klettern auf Bäume und das Malen bunter Bilder, die meine Kindheit geprägt hatten. Diese Erinnerungen inspirierten mich, meinem Körper durch Tanz, Bewegung und bewusstes Erleben von Momenten neues Leben einzuhauchen.

Unser Körper speichert sowohl positive als auch herausfordernde Erfahrungen. In diesem Zusammenhang gibt es den Begriff «Embodiment»[34], der in verschiedenen wissenschaftlichen Ansätzen verwendet wird. Er beschreibt, dass unser Denken und Wahrnehmen nicht nur im Gehirn stattfinden, sondern auch durch unsere Körpererfahrungen geprägt werden. Bewegungen, Sinnesempfindungen wie Berührungen oder Schmerzen können unsere Gedanken und Entscheidungen beeinflussen – und umgekehrt. Das Zusammenspiel zwischen Körper, Geist und Energie ist eng und untrennbar.

Ich spürte, wie angespannt ich war: Meine Zähne pressten sich unbewusst aufeinander, meine Hände ballten sich oft zu Fäusten. Mein ganzer Körper schien in ständiger Alarmbereitschaft zu sein, als wolle er sich vor weiteren schmerzhaften Erfahrungen schützen. Manchmal fuhr ich kurz vor dem Einschlafen oder mitten in der Nacht plötzlich hoch, von einem Gefühl des Schreckens überwältigt. Es fühlte sich an, als wäre alles nur ein Albtraum. Doch dann wurde mir klar, dass dieser Albtraum die Realität war.

Deshalb war es für mich wichtig, meinen Körper wieder bewusst in Gefühle von Leichtigkeit, Kreativität und Gelassenheit zu versetzen. Ich wollte Spiel, Spass und Freude zurück in mein Leben holen. Diese Momente waren nicht nur heilsam für meine Seele, sondern auch ein Weg, meinen Körper aus dem Zustand ständiger Anspannung zu befreien und ihm Raum für Heilung zu geben.

Weiter auf Informationssuche: Tipps für langfristige Gesundheit

Ich kontaktierte eine Genetikerin, bei der ich einst einen Kurs über Epigenetik[35] (siehe auch 2. Teil) absolvierte. Ich hoffte, von ihr Antworten und nützliche Informationen zu erhalten. Zu meiner Überraschung antwortete sie mir noch am selben Abend und schlug vor, einen Telefontermin zu vereinbaren, um all meine Fragen zu besprechen.

Einige Tage später telefonierten wir, und sie gab mir viele wertvolle Tipps, wie ich meine Genesung aktiv unterstützen und langfristig gesund bleiben konnte.

Tipps der Genetikerin zur Unterstützung der Gesundheit bei Krebs:
ERNÄHRUNG:

○ **Wenig oder kein Alkohol:** Alkohol kann das Immunsystem schwächen und entzündliche Prozesse im Körper fördern, was das Risiko für Rückfälle erhöht.

○ **Allgemeine Ernährung:** Achte auf eine Ernährung, die reich an Kreuzblütlern (wie z. B. Brokkoli und Kohl) und Beeren ist, mit wenig Zucker. Bevorzuge eiweiss- und vitaminreiche Kost, sowie gesunde Fette, aber vermeide zu viel Obst, da es Zucker enthält, den Tumorzellen zur Energiegewinnung nutzen.

○ **Grüner Tee:** Enthält Antioxidantien[36], die helfen, freie Radikale[37] zu bekämpfen und entzündungshemmend wirken.

○ **Vorbereitung auf Chemotherapie:** Ein bis zwei Tage vor der Chemotherapie ist eine kohlenhydratarme Ernährung oder Fasten empfehlenswert, um das Tumorwachstum zu bremsen und die Wirksamkeit der Chemotherapie zu steigern.

BEWEGUNG:

○ **Ideales Körpergewicht:** Ein gesundes Gewicht reduziert Entzündungen im Körper und unterstützt den Heilungsprozess.

○ **Regelmässiger Sport:** Steigert die Immunfunktion, erhöht die Energie und verringert das Risiko für weitere Erkrankungen.

ANTIHORMONTHERAPIE:

○ **Knochenstoffwechsel stärken:** Bei einer Antihormontherapie sind Sport, Vitamin D in Kombination mit K2 wichtig, um die Knochendichte zu erhalten und Osteoporose vorzubeugen.

TOXINE:

○ **Vermeide Toxine:** Vermeide Lebensmittel, die mit Schwermetallen belastet sind, wie z. B. Thunfisch.

ZUSÄTZLICHE TIPPS MEINES NATURHEILPRAKTIKERS:

○ **Wichtige Mikronährstoffe bei Krebs:** Zink, Magnesium, Selen, Omega-3-Fettsäuren und Vitamin C können den Körper unterstützen. (Lasse dich dazu von einer Fachperson beraten.)

○ **Toxine ausleiten:** Unterstütze den Körper durch entgiftende Massnahmen, um die Belastung durch Umweltgifte zu reduzieren und das Immunsystem zu stärken. Dazu kannst du z. B. jeden Morgen auf nüchternen Magen ein Glas lauwarmes Wasser mit frisch gepresstem Zitronensaft trinken.

○ **Achte auf eine gesunde Darmflora,** z. B. durch Prä- und Probiotika, welche die Bakterien im Darm fördern und das Immunsystem stärken.

○ **Blutzucker stabil halten:** Da Insulin als Wachstumsfaktor für Tumorzellen wirken kann, reduziere Zucker und Kohlenhydrate und vermeide Snacks. Achte auf den Glukosetrick[38], mit welchem der Blutzucker stabil gehalten werden kann:

> ○ Vor kohlenhydrathaltigen Speisen: 1 Esslöffel Apfelessig in 1 Glas Wasser trinken.

> ○ Beginne die Mahlzeit mit ballaststoffreichen Lebensmitteln wie Salat oder Gemüse.

- ◯ Iss Fette und Eiweisse vor den Kohlenhydraten.
- ◯ Beende die Mahlzeit mit Kohlenhydraten (Obst oder Dessert).
- ◯ Gehe nach dem Essen 20 Minuten spazieren, um den Blutzuckerspiegel zu regulieren.

Während dieses Telefonats gab sie auch ihre Einschätzung ab, dass ich depressiv klinge, und meinte zudem: «Nun können Sie endlich die Brüste machen lassen, die Sie schon immer haben wollten.» Mit diesen befremdlichen Worten sprach sie ihre Empfehlung für eine beidseitige Mastektomie aus. Ihre Wortwahl empfand ich als wenig einfühlsam. Besonders ihre Bemerkung über meinen Gemütszustand irritierte mich, da ich während des Gesprächs kaum zu Wort kam und hauptsächlich damit beschäftigt war, ihre Informationen mitzuschreiben.

Trotz dieser Bemerkungen war ich dankbar für die vielen wertvollen Tipps, die sie mir mit auf den Weg gegeben hatte. Ich beschloss, die Ratschläge zu filtern, die für mich sinnvoll und stimmig waren, und sie in meinen Heilungsprozess einzubauen.

Ich konnte mich noch immer nicht mit dem Gedanken anfreunden, eine solch radikale Operation durchzuführen. Vor allem nicht unter dem Vorwand, «tolle Brüste» zu bekommen. Als ich weiter im Internet recherchierte, stellte ich zudem fest, dass es auch bei einer «Nipple-Sparing Mastektomie» – bei der das Brustdrüsengewebe entfernt und durch Eigen- oder Fremdimplantate ersetzt wird – in seltenen Fällen wieder zu Brustkrebs kommen kann.

Nach langem Nachdenken wurde mir klar, dass dieser Eingriff weder mit meinen Vorstellungen noch mit meinem Körpergefühl in Einklang stand.

Ich befürchtete, meine Brüste nach einer solchen Operation nicht mehr richtig spüren zu können und mögliche Anzeichen einer erneuten Tumorbildung zu übersehen. Für mich ist es essenziell, in Harmonie mit meinem Körper zu leben, ein gutes Körperbewusstsein zu entwickeln und ihn als Verbündeten zu betrachten – nicht als Gegner. Mein Fokus lag darauf, meinem Körper zu helfen, ins Gleichgewicht zu kommen, damit er diese Zellschäden wieder selbst reparieren konnte. In den vergangenen Monaten hatte ich zu einem liebevollen Körperbewusstsein gefunden, und ich wollte keinesfalls das Gefühl der Entfremdung gegenüber meinem Körper erleben.

Deshalb entschied ich mich bewusst, meinen Körper zu stärken und ihm zu vertrauen, statt einen radikalen operativen Eingriff in Betracht zu ziehen. Der Gedanke, meine Brüste entfernen und durch Silikon oder Eigengewebe ersetzen zu lassen, fühlte sich für mich nicht richtig an, zumal solche Eingriffe auch Risiken und mögliche Komplikationen mit sich bringen.

In einem aufschlussreichen und wohlwollenden Gespräch mit dem Chirurgen unterstützte er diese Entscheidung und wir planten die OP für den Oktober, nach Abschluss der Chemotherapie. Wir besprachen auch, dass es ratsam sei, die Eierstöcke so bald wie möglich zu entfernen, da diese Genmutation sowohl Eierstock- als auch Brustkrebs begünstigen kann.

Umgang mit Chemotherapie Nebenwirkungen

Während der ersten vier Zyklen der Chemotherapie half mir das Cortison[39], die Nebenwirkungen zu lindern. Doch mit der Zeit fiel mir auf, dass es mich zunehmend nervös, unruhig und gereizt machte. Als wir dann zur wöchentlichen Chemotherapie über zwölf Wochen wechselten, fragte ich die Ärztin, ob wir die Cortisondosis reduzieren könnten. Ich hatte kaum noch Nebenwirkungen und fühlte mich deutlich besser als mit der anderen Chemotherapie. Und so wurde bei jeder Behandlung die Cortisondosis schrittweise um einige Milligramm gesenkt, ebenso wie das Antihistaminikum, welches allergische Reaktionen verhindern sollte, mich jedoch sehr müde machte. Der Mix aus starker Müdigkeit und gleichzeitiger innerer Unruhe war für mich sehr belastend. Zur letzten Chemotherapie bat ich erneut um eine weitere Reduzierung und erhielt schliesslich nur noch etwa ein Viertel der Standarddosis. Diese Anpassungen hatten einen positiven Einfluss auf mein Wohlbefinden: Ich fühlte mich deutlich ruhiger, ausgeglichener und weniger müde. Es war, als hätte ich wieder ein Stück Kontrolle über meinen Körper zurückgewonnen.

Als ich mit meiner Ärztin darüber sprach, bestätigte sie, dass das Cortison in der Behandlung selten hinterfragt werde und meist standardmässig verabreicht würde. Sie fand es jedoch gut, dass ich die Initiative ergriffen und nachgefragt hatte.

Dieser Moment liess mich jedoch erneut nachdenklich werden. Ich begann zu überlegen, was in unserem Gesundheitssystem schief läuft, wenn routinemässig Medikamente verabreicht werden, die das Immunsystem schwächen – gerade in einem Zustand, in dem es besonders wichtig wäre, dass das Immunsystem stark bleibt. Diese Medikamente können ausserdem die Knochen brüchig machen und den Blutzucker erhöhen. Warum wird hier nicht individuell geprüft, ob der Patient diese Medikamente wirklich braucht? Diese Gedanken führten dazu, dass ich noch mehr begann, alles zu hinterfragen: das Gesundheitssystem, die Entscheidungen der Ärzte, die Therapien und den Weg, den ich eingeschlagen hatte.

Die Chemotherapie brachte allgemein sehr viele Nebenwirkungen mit sich, wie Übelkeit, Erbrechen, extreme Müdigkeit und Erschöpfung, ein Nebel im Kopf – auch als Fatigue bezeichnet – der mich daran hinderte, klar zu denken. Ich war gereizt und wütend, hatte Schlafstörungen, Haarausfall, Gelenkschmerzen, Polyneuropathic[40] in den Füssen und leicht in den Fingern, wiederkehrende Blasenentzündungen, einen metallischen Geschmack im Mund, entzündetes Zahnfleisch, Verdauungsprobleme, meine Muskulatur baute sich ab und meine Zehennägel verfärbten sich bräunlich/schwarz und drohten auszufallen. Ausserdem blieb meine Menstruation aus und ich litt unter Hitzewallungen durch die frühzeitig ausgelöste hormonelle Veränderung.

Da ich schon vor der Chemotherapie wusste, dass einige dieser Nebenwirkungen auf mich zukommen würden, hatte ich mir das Buch *Beschwerdefrei durch die Krebstherapie – Mit naturheilkundlichen Therapien Nebenwirkungen wirkungsvoll behandeln und den Gesundheitsprozess stärken* bestellt. Aus diesem Buch habe ich viele hilfreiche Tipps entnommen und einige Dinge bereits vor der Therapie besorgt, um mich so selbstbestimmt wie möglich zu behandeln und Medikamente oder Arztbesuche weitestgehend zu vermeiden.

Meine Massnahmen gegen die Nebenwirkungen:

○ **Übelkeit/Erbrechen:** Leider half mir hier fast nichts. Medikamentös probierte ich Domperidon[41], Ondansetron[42] und Temesta[43]. Homöopathisch nahm ich Arsenicum album[44] und Nux vomica[45]. Zusätzlich probierte ich Akupressur-Armbänder, Yoga Nidra, Meditation, Atemübungen sowie Ingwer- und Pfefferminztee. Auch TCM kann hier helfen.

- **Fatigue- oder Chemobrain:** Bewegung und Sport an der frischen Luft, B-Vitamin-Komplex (bei Krebs nicht immer ratsam, deshalb bitte zuerst abklären) und Vitamin D, Konzentrationsübungen mit der App *Neuronation*, Sudoku, Yoga Nidra und Achtsamkeitsmeditation, Notizblock bereithalten, um sich Wichtiges zu notieren, bewusste Pausen einplanen und genügend Schlaf.

- **Unruhe/ Nervosität/ Gereiztheit:** Reduzierung des Cortisons (wenn möglich!), Meditationen, Ruhe, Grenzen setzen, Baldrian[46], Melissentee.

- **Schlafstörungen:** Tagebuch schreiben, um sorgenvolle Gedanken vor dem Schlafen loszuwerden, Yoga Nidra, Bodyscan, Baldrian oder Temesta bei schwereren Schlafstörungen.

- **Haarausfall:** Leider gibt es hier wenig, das man tun kann. Je nach Chemotherapie kann eine Kühlhaube den Haarausfall reduzieren. Wichtig ist es, die Haut und Schleimhäute gut zu pflegen, auch weil die ganze Körperbehaarung ausfällt, wie z. B. die Nasenhaare, wodurch die Atemluft nicht mehr richtig gefiltert wird. Ich pflegte meine Kopfhaut und Schleimhäute mit Kokosöl und spülte meine Kopfhaut regelmässig mit einer Apfelessig-Wasser-Mischung (ca. 1dl Apfelessig und 5dl Wasser), um auch die Haut und die Poren zu entgiften. Dieser Tipp wurde mir von meiner Zweithaar-Spezialistin gegeben, da damit der Unterschied im Haarwachstum gut erkennbar sei.

- **Gelenkschmerzen:** Regelmässige Spaziergänge, Bewegung, Krafttraining, Yin Yoga, Dehnübungen, Quarkwickel und Coldpacks zum Kühlen.

- **Polyneuropathie:** Kältehandschuhe/-socken, B-Vitamine (nicht bei jedem Krebs empfohlen), Kältebäder, Kälteduschen, Bewegung und Massagen. Keine einengende Socken oder Schuhe.

- ○ **Blasenentzündungen:** Viel trinken, Nieren-Blasentee, Heublumenbäder und Eukalyptuswickel[47] auf den Unterbauch.
- ○ **Metallgeschmack im Mund:** Nach meiner Definition war es weniger ein Metallgeschmack, sondern es roch und schmeckte einfach alles nach Chemie. Stark gewürzte, salzige, süsse oder würzige Speisen und Getränke halfen mir, den «Chemiegeschmack» zu überdecken. Pfefferminztee empfand ich ebenfalls als hilfreich. Ätherische Öle oder andere Düfte.
- ○ **Wechseljahrbeschwerden:** Bei Hitzewallungen: Kälteduschen, Cold Packs, kaltes Wasser auf die Handgelenkinnenflächen (Akupressurpunkte), verschiedene pflanzliche Präparate (erhältlich und nach Beratung in Drogerien/ Apotheken oder über Komplementär-Arzt).
- ○ **Gewichtszunahme:** Trotz Fasten und ketogener Ernährung nahm ich durch das Cortison und hormonelle Veränderungen zu. Ich achtete auf eine pflanzenbasierte, ausgewogene Kost, trank ungezuckerte Tees und Wasser und versuchte zu akzeptieren, dass mein Körper gerade andere Prioritäten hatte.
- ○ **Schleimhautentzündungen:** Ölziehen[48] mit Kokosöl, Mundspülungen mit Salbeitee oder Ratanhia-Mundwasser, Nasenpflege mit Meerwasserspray und/ oder Nasensalbe, Tränenersatz-Augentropfen.
- ○ **Verdauungsbeschwerden:** Bei Verstopfung: Viel Trinken, Leinsamen, Flohsamenschalen, Feigen/Pflaumen, Apfel- oder Birnensaft, Bauchmassagen, Wärmewickel, Ballaststoffe und Bewegung. Bei Durchfall: Bananen, Karotten, geschabte Äpfel, viel trinken.
- ○ **Abbau der Muskulatur:** Akzeptanz, dass der Körper seine Ressourcen woanders braucht sowie ausreichend angepasste Bewegung und Krafttraining.
- ○ **Zehennägel:** Keine einengenden Socken oder Schuhe, spezielle Nagelpflege bspw. von MÊME.

Was ich gelernt habe:

○ **Betrachte die Konfrontation mit der Endlichkeit als Privileg:** Unser Leben ist begrenzt – das gilt für uns alle. Krebspatienten haben vielleicht das Geschenk, dies frühzeitig zu erkennen und ihr Leben bewusster und erfüllter zu gestalten. Nutze diese Erfahrung, um dir ein Leben nach deinen eigenen Wünschen zu kreieren.

○ **Lerne, auf deine Angst zu hören:** Deine Angst ist eine Botschaft, die dir etwas Wichtiges mitteilen will. Erkenne diese Botschaft, stelle dich ihr in gesundem Masse und versuche, nicht vor ihr davonzulaufen oder dich abzulenken.

○ **Hinterfrage Therapien und Medikamente:** Sei offen für Fragen und informiere dich darüber, ob bestimmte Therapien für dich passend sind. Verwende Medikamente nicht automatisch, nur um die Nebenwirkungen anderer Arzneimittel zu mildern. Frage, ob es sanftere Alternativen gibt, die dir helfen können. Doch wenn es notwendig ist und keine Alternativen bestehen, nimm medizinische Behandlungen und deren Notwendigkeit an.

○ **Verbinde dich mit deinem Körper:** Gefühle wie Spiel, Spass, Leichtigkeit, Kreativität und Freude sind wichtig für dein Wohlbefinden. Lebe im Einklang mit deinem Körper, anstatt in die Trennung zu gehen. Dein Körper ist dein Partner in deinem Heilungsprozess, nicht dein Feind. Bringe deinem Körper positive Erfahrungen und Erinnerungen zurück. Arbeite bewusst daran, traumatische und negative Erlebnisse loszulassen.

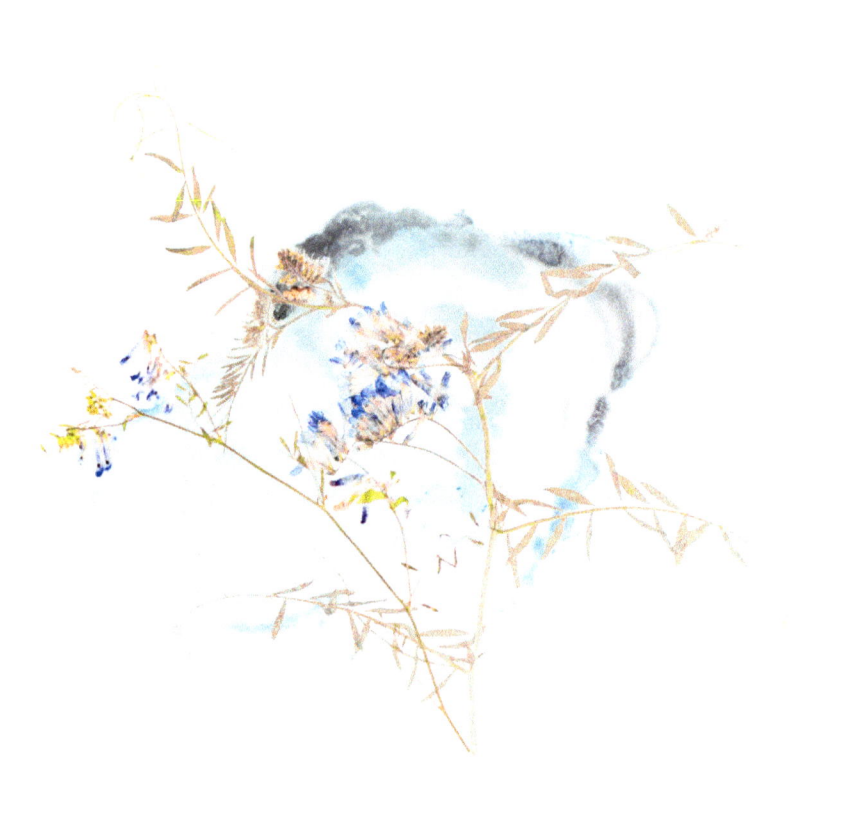

*Unser grösster Triumph liegt nicht darin,
niemals zu fallen, sondern darin, immer wieder aufzustehen.[49] – Ralph-Waldo-Emerson*

Fitness und Bewegung: Den Körper aktiv stärken

Die Chemotherapie löste ein hormonelles Ungleichgewicht aus, und so plagten mich zunehmend Hitzewallungen. Es war Hochsommer, draussen war es heiss, und zusätzlich hatte ich etwa acht Kilogramm zugenommen. Diese Wallungen machten die Situation noch schwieriger, und ich fühlte mich zunehmend unwohl in meiner Haut. Um dem entgegenzuwirken, beschloss ich, ins Fitnessstudio zu gehen, um nicht noch mehr Muskulatur zu verlieren und um eine weitere Gewichtszunahme zu vermeiden.

Durch die Chemotherapie und das Cortison kam es zu Muskelabbau und Fettansammlungen, besonders am Bauch und im Gesicht. Daher hatte ich ein Jahresabo im Fitnessstudio abgeschlossen, um aktiv dagegen anzugehen. Auf meine Bitte hin wurde mir ein Trainingsprogramm erstellt, das ich langsam angehen konnte. Ein gezielter Kraftaufbau war zu diesem Zeitpunkt nicht möglich, aber ich konzentrierte mich darauf, mich kontrolliert und langsam zu bewegen. Obwohl ich bereits viel spazieren ging, reichte das nicht aus. Zuhause oder auf dem Vita Parcours war Krafttraining zu anstrengend, aber im Fitnessstudio konnte ich das Training besser an mein aktuelles Fitnesslevel anpassen. Mein Ziel war es, den Muskelabbau zu stoppen und mich regelmässig zu bewegen.

Bald merkte ich, wie herausfordernd das Fitnesstraining auf mehreren Ebenen war. Einerseits gab es viele schlanke und durchtrainierte Frauen, die gesund und fit aussahen. Zu diesem Zeitpunkt fühlte ich mich weder wirklich gesund noch fit. Andererseits stiess ich körperlich sehr schnell an meine Grenzen, und einige ältere Frauen schienen mehr Kraft und Ausdauer zu haben als ich. Einmal wurde ich sogar von einer älteren Frau korrigiert, weil sie fand, dass ich die Übungen nicht intensiv genug machte. Das traf mein Ego. Die drückende, warme Perücke, die mich störte, verschärfte die Situation zusätzlich.

Ich wurde erneut damit konfrontiert, meinen Fokus nach innen zu richten, bei mir zu bleiben und mich nicht von anderen ablenken zu lassen. Es war nicht wichtig, wie andere aussahen oder was sie taten. Es zählte nur, dass ich heute mehr leisten konnte als gestern oder zumindest nicht weniger. Der Leistungsdruck, den ich mir selbst auferlegte – immer stark, produktiv und unerschütterlich zu sein – wurde mir zunehmend bewusst. Doch ich erkannte, dass es in Ordnung war, aus diesem Kreislauf auszutreten. Es war in Ordnung, Pausen zu machen, Schwäche zu zeigen und mir die Zeit zu nehmen, die ich brauchte, um zu heilen und wieder zu mir selbst zu finden.

Es gab jedoch auch erfreuliche Momente: Ich bemerkte, dass meine Haare zu wachsen begannen, was mich überraschte, da ich nicht so früh damit gerechnet hatte. Das gab mir neue Motivation, auch wenn mir klar war, dass es noch ein langer Weg sein würde, bis ich wieder eine Frisur hatte, die sich wie meine eigene anfühlte.

Fasten und ketogene Ernährung während der Chemotherapie

Einige Tage vor und nach den Chemotherapien habe ich jeweils gefastet. Der Gedanke dahinter ist, dass Tumorzellen sich von Zucker und Kohlenhydraten ernähren, und man sie durch Nahrungskarenz anfälliger machen kann auf die Chemotherapie. Die gesunden Zellen hingegen regulieren ihren Stoffwechsel herunter und werden so besser vor der Chemotherapie geschützt, während die Tumorzellen stärker angegriffen werden. Auf diese Weise kann man die Therapie unterstützen und den Heilungsprozess fördern. Fasten während der Chemotherapie empfiehlt die Schulmedizin bisher jedoch noch nicht.

Ich hatte eine Studie zu diesem Thema gelesen, aber es gab nur wenige Informationen dazu, und ich fand kein Klinikpersonal, das mich dabei beraten oder unterstützt hätte. Ein Jahr später hatte ich dann dazu bereits mehr Daten gefunden.

Deshalb wandte ich mich erneut an meinen Naturheilpraktiker, der sich auch nur begrenzt damit auskannte, obwohl er ansonsten über ein grosses Wissen verfügte. Gemeinsam erstellten wir einen Plan, der auf dieser Studie basierte, die ich gefunden hatte. Die Empfehlung lautete, zwei Tage vor der Chemotherapie sowie am Tag der Chemotherapie zu fasten und die ketogene Ernährung anschliessend fortzuführen.

Nach der ersten Chemotherapie musste ich diesen Plan jedoch schnell anpassen, da ich mich sehr schlecht fühlte und das Gefühl hatte, dass das Fasten mich zusätzlich schwächte. Also änderte ich den Plan, so dass er besser zu mir passte. Ich fastete einen Tag vor der Chemotherapie und ass am Tag der Behandlung, was mir möglich war, um mich einigermassen gut zu fühlen. Dabei achtete ich darauf, keinen Zucker und, wenn möglich, keine Kohlenhydrate zu mir zu nehmen, um die Autophagie zu unterstützen. Bei der anschliessenden wöchentlichen Chemotherapie fastete ich nur am Therapietag bis zum Abendessen. Am Vortag sowie am Therapietag selbst ernährte ich mich strikt ketogen.

Ich möchte hier keine Empfehlungen aussprechen, sondern lediglich meine persönlichen Erfahrungen teilen. Es ist wichtig, solche Entscheidungen immer mit einer Fachperson abzusprechen, um keine gefährliche Unterernährung oder Unterzuckerung zu riskieren. Je nach Nebendiagnose und allgemeinem Gesundheitszustand kann Fasten auch gefährlich sein!

Zwischen den Chemotherapien ernährte ich mich ketogen. Dies auch durch die Empfehlung meines Naturheilpraktikers und eigenen Recherchen. Diese sehr extreme Ernährungsweise verzichtet fast vollständig auf Kohlenhydrate – die meisten Früchte und sogar gewisse Gemüse sind verboten, da sie zu viele Kohlenhydrate enthalten. Während der Therapie half mir diese Ernährungsweise, gesund zu werden und meine gesunden Zellen zu schützen, aber es verlangte mir viel ab, sie konsequent einzuhalten. Die ketogene Ernährung war zu extrem für mich. Zuckerfrei zu leben ist eine Sache, aber fast ganz ohne Kohlenhydrate, besonders da ich auch kein Fleisch esse und weder Hülsenfrüchte noch Früchte essen konnte, war auf Dauer sehr einseitig.

Trotzdem hielt ich die gesamte Therapie durch, mit kleinen Ausnahmen und Genussmomenten, die für meine Psyche sehr wichtig waren. Schliesslich ist Essen auch eine soziale Interaktion, und ab und zu mit meiner Tochter eine Glace oder Pizza zu essen, war mir sehr wichtig.

Ich bin nach wie vor davon überzeugt, dass meine Ernährungsweise während der Behandlung die Therapie positiv unterstützt hat.

Mein Engelsweg

Die Zeit während meiner Erkrankung war für mich und meine Familie mit vielen Herausforderungen verbunden. Es gab Momente, in denen ich mich sehr belastet fühlte, da ich das Gefühl hatte, in meiner schwierigen Situation nicht immer das Verständnis zu finden, das ich mir wünschte. Ich wusste, dass ein starkes soziales Umfeld mitentscheidend für die Heilung ist, doch gleichzeitig war es eine Herausforderung, die Balance zwischen meinen eigenen Bedürfnissen und den Schwierigkeiten in der Familie zu finden.

In diesem Jahr traten in der Familie auch weitere gesundheitliche Probleme auf: Zwei Familienmitglieder erhielten ebenfalls eine Krebsdiagnose, und mein Mann erhielt die Diagnose Morbus Crohn. Zudem verlor er seinen Job aufgrund der vielen Fehltage, die durch meine Krankheit bedingt waren. Es war eine Zeit, in der sehr viel auf uns alle einprasselte, und es war nicht immer einfach, mit den vielen belastenden Ereignissen umzugehen.

Ich musste lernen, mich stärker auf meine eigene Gesundheit und mein Wohlbefinden zu konzentrieren, ohne mich von allem Drumherum zu sehr ablenken zu lassen. Das bedeutete, mich auch von belastenden Situationen und Gesprächen abzugrenzen, um nicht noch mehr Energie zu verlieren. Diese Entscheidungen fielen mir nicht immer leicht, aber sie waren notwendig, um mich selbst wieder stärker zu spüren und die nötige Energie für meine Genesung zu haben.

Wegen diesen Konflikten in der Familie entschloss ich mich, einen Termin bei einer Psychologin zu vereinbaren. Da die Therapiekosten von der Krankenkasse gedeckt werden, wollte ich diese Möglichkeit nicht ungenutzt lassen und an all diesen belastenden Themen arbeiten. Ich recherchierte online nach einer passenden Psychologin und vereinbarte einen ersten Termin.

Als ich bei ihr ankam, bat sie mich, zu schildern, warum ich gekommen war. Ich erzählte eine Stunde lang ausführlich von meinen Beweggründen, doch währenddessen sagte sie kaum ein Wort. Das fühlte sich für mich sehr befremdlich an, ich fühlte mich unwohl und merkte, dass dieser Ansatz oder diese Therapeutin nicht zu mir passte. Die Vorstellung, zusätzlich zu meiner wöchentlichen Chemotherapie auch noch einmal wöchentlich zur Psychotherapie zu gehen, konnte ich auch nicht mit meiner momentanen Situation vereinbaren.

Ich entschied mich, nicht mehr hinzugehen und stattdessen eine Hypnosetherapie zu machen, da ich bei diesem Ansatz die positive Wirkung unmittelbar nach der Sitzung spüren konnte – auch wenn ich die Kosten dafür selbst tragen musste. Ich fand eine tolle Hypnosetherapeutin und war von der ersten Begegnung an begeistert. Mit viel Liebe und Hingabe hörte sie sich meine Geschichte an und gab mir bereits bei der ersten Sitzung viele wertvolle Inputs.

Eines der Hauptthemen, an dem wir arbeiteten, war die Selbstliebe – ein Thema, das mich schon seit vielen Jahren beschäftigte. Sie wies mich auch darauf hin, die Brustkrebserkrankung und die Genmutation nicht als «unser Familienthema» zu bezeichnen. Auf unbewusster Ebene wird dies sonst in der Familie abgespeichert und weitergegeben. Ausserdem, so sagte sie, schliesse man damit ungewollt all die Familienmitglieder aus, die nicht an Brustkrebs erkrankt sind.

Es fühlte sich vom ersten Momentan an sehr heilsam und stimmig an. Wir sprachen drei Stunden miteinander, und dieses Gespräch tat mir unglaublich gut. Sie gab mir auch «Hausaufgaben» mit, welche mich auf die nächste Sitzung vorbereiteten.

In der zweiten Sitzung gingen wir dann in die eigentliche Hypnose. Während der Hypnose begegnete mir ein Engel – ein grosser, wunderschöner Engel mit riesigen Flügeln. Er stand vor mir an einem Strand, sprach jedoch kein Wort. Seine blosse Anwesenheit verunsicherte mich zunächst. Da ich in dieser Zeit teilweise noch sehr in der Angst war, dachte ich, der Engel würde mir vielleicht den Tod ankündigen. Die Therapeutin beruhigte mich jedoch und erinnerte mich daran, dass Engel nicht nur für den Tod stehen, sondern vor allem für Schutz, Führung und Begleitung. Sie ermunterte mich, in mich hineinzuspüren und herauszufinden, wofür Engel in meinem Leben stehen.

Später dachte ich viel über diesen Engel nach, weil ich noch klarer verstehen wollte, was seine Botschaft war. In einer Meditation zu Hause, suchte ich nach Antworten. Die Botschaft, die ich schliesslich empfing, war zusammenfassend, dass mir der Engel verschiedene Wege aufzeigte. Es ist keiner richtig oder falsch, aber er zeigte mir das Gefühl und die Stationen an, mit welchen ich auf dem jeweiligen Weg unterwegs sein würde. Auf jedem dieser Wege würde er mich begleiten und hindurchführen – die Entscheidung, welchen ich wählen wollte, lag allein bei mir.

Dieser Engel ist also mein Schutzengel.

Ich erinnere mich an einen längst vergangenen Meditationsabend in einer Gruppe. Dabei sagten mehrere Teilnehmer, sie sehen bei mir die Anwesenheit eines sehr grossen wunderschönen Engels. Wie schön doch diese Vorstellung ist, immer begleitet und beschützt zu sein. Seitdem spüre ich die Nähe dieses Engels immer bei mir und rufe ihn herbei, wenn ich Schutz oder Hilfe brauche. Wenn ich ihn bitte, legt er seine Flügel um mich, und ich fühle mich sicher, geborgen und beschützt.

Ich gehe meinen Engelsweg.

Nach dieser Hypnosesitzung hatte ich eine sehr wichtige Erkenntnis: Ich musste mein WOFÜR finden. WOFÜR lebe ich? WOFÜR kämpfe ich weiter?

Es soll nicht im Vordergrund stehen, WAS ich tun kann, um nicht zu sterben. Vielmehr musste ich den Fokus darauf legen, WOFÜR ich weiterleben will!

Es geht dabei nicht um meine Tochter oder meine Familie. Natürlich bedeuten sie mir alles, und sie sind ein wichtiger Antrieb für mich. Doch wenn ich sie als mein «Wofür» sehe, bin ich wieder im Aussen. Ich suche im Aussen nach Gründen, die mir einen Lebenssinn geben.

Aber der wahre Lebenssinn kommt von innen, aus meinem Inneren heraus.

Ich bin fest davon überzeugt, dass jeder von uns mit einer einzigartigen Mischung aus Gaben, Talenten, Stärken, Schwächen und einem besonderen Charakter auf diese Welt kommt. Diese Mischung ist kein Zufall – sie ist genau so gedacht. Denn die Welt braucht das, was in jedem von uns steckt. Ohne jeden Einzelnen von uns würde ein bedeutendes Puzzleteil fehlen.

Für mich bedeutet mein «Wofür», all das, was in mir schlummert, mit meiner ganzen Unvollkommenheit und Einzigartigkeit in die Welt zu bringen. Ich weiss, dass sich mein «Wofür» im Laufe meines Lebens wandeln wird, weil auch ich mich verändere. Doch solange ich das, was in meinem Herzen lebendig ist, nach aussen trage, fühle ich, dass ich auf meinem richtigen Weg bin.

Veränderungen und Wandel

Trotz all meiner Bemühungen erlebte ich eine ständige Achterbahn-fahrt der Gefühle. An manchen Tagen war ich aktiv und fokussiert, an anderen fühlte ich mich erschöpft und niedergeschlagen. Ich erkannte, dass ich bewusst positive und unterstützende Emotionen in mein Le-ben einladen musste. Meditationen halfen mir, in mich hineinzuhorchen und mich an Momente zu erinnern, in denen ich mich gut gefühlt hatte. Besonders Meditationen von Dr. Joe Dispenza unterstützten mich da-bei, positive Gefühle zu aktivieren und meinen Körper daran zu erin-nern, wie es sich anfühlt, freudvoll und gelassen zu sein.

Mit dieser Praxis lernte ich, den Zugang zu positiven Gefühlswelten in meinen Alltag zu integrieren, was mir spürbare Erleichterung verschaffte. Durch regelmässige Meditation aktivierte ich meine Selbstheilungs-kräfte und richtete meinen Fokus auf die Zukunft, die ich mir wünschte. Es ging nicht darum, bestimmte Dinge zu besitzen, sondern vielmehr darum, die Person zu werden, die ich sein wollte. Der Schlüssel lag da-rin, mich auf ein Gefühl auszurichten: «Wie möchte ich mich fühlen?» Anstatt im traditionellen Muster von «Tun-Haben-Sein» gefangen zu bleiben, folgte ich dem Prinzip «Sein-Haben-Tun», was mir half, mein Leben gezielt in die Richtung zu lenken, die ich mir wünschte.

Die familiäre Situation und meine genetische Veranlagung führten mich dazu, über die dahinterliegenden Zusammenhänge nachzudenken. In der Meditation konnte ich intensiver in mich hineinspüren und klarer wahrnehmen, welche Gedanken oder Muster möglicherweise belastend sind. Ich wandte mich bewusst nach innen und reflektierte über familiäre Themen, die mit der Erkrankung und der genetischen Vererbung in Verbindung stehen könnten.

Ich hatte in den letzten Jahren bereits an mehreren systemischen Familienaufstellungen teilgenommen und fand es jedes Mal erstaunlich, welche Themen zum Vorschein kamen und aufgelöst werden konnten. Diese Vorarbeit half mir, in der Meditation zu erkennen, dass in meiner Familiengeschichte sowohl viel Leid als auch enormes Entwicklungspotenzial vorhanden war. Ein generationsübergreifender Konflikt, der Gefühle der Ablehnung und des Nicht-Dazugehörens hervorrief, wurde besonders spürbar. Gleichzeitig entdeckte ich aber auch eine kraftvolle Ahnenlinie voller Stärke, Selbstbewusstsein und heilender Eigenschaften.

Um diese Muster bewusster zu verarbeiten, erstellte ich zwei Listen: Die erste beinhaltete Eigenschaften und Glaubenssätze, die ich nicht weiterführen wollte – darunter Charakterzüge, Krankheiten oder Denkweisen, die ich übernommen hatte. Die zweite Liste umfasste die positiven Eigenschaften, die ich in mir kultivieren wollte. Ich erinnerte mich daran, dass das, was ich im Anderen als schön oder unschön wahrnehme, stets auch mit mir selbst in Verbindung steht – es geht nie allein um den Anderen.

Täglich wiederholte ich diese Meditation, liess bewusst meine negativen Eigenschaften los und verstärkte die Positiven. Immer wieder visualisierte ich klar mein «Wofür». Dadurch spürte ich, wie meine Stärke und Entschlossenheit zunahmen. Mit purer Willenskraft und Entschlossenheit lassen sich bekanntermassen Berge versetzen. Berge versetzen! Indem wir unsere Talente und Fähigkeiten täglich bewusst nutzen und uns mehrfach dafür entscheiden, entfalten sie ihr volles Potenzial. Oft sind es gerade die härtesten Zeiten, die uns dazu bringen, ungeahnte Stärken zu entdecken – wie ein verborgener Schatz, der nur darauf wartet, im richtigen Moment ans Licht zu treten.

Dadurch begann ich mich intensiv mit meinen Potenzialen auseinanderzusetzen und erstellte eine Liste der Stärken, die mir in meinem Leben bisher begegnet sind. Eine dieser Stärken war meine Resilienz (siehe auch 2. Teil) – eine innere Kraft, die ich schon als Kind in mir spüren konnte. Diese innere Stärke wurde oft übersehen, da ich gleichzeitig auch eine sehr sensible und feinfühlige Seite hatte. Gleichzeitig spürte ich die Schattenseite dieser Stärke: das Gefühl, immer stark sein zu müssen und keine Schwäche zeigen zu dürfen.

Um mich kraftvoll, positiv und fokussiert auf den neuen Tag vorzubereiten, nutzte ich die Triade von Tony Robbins[50] (siehe auch 2. Teil). Die Triade von Tony Robbins ist ein Konzept, das darauf abzielt, den emotionalen Zustand durch drei Hauptfaktoren zu beeinflussen: Physiologie, Fokus und Sprache. Diese drei Komponenten können zusammen genutzt werden, um positive Emotionen zu erzeugen und das persönliche Wohlbefinden zu verbessern.

Das Ende der Chemotherapie

Gegen Ende der Chemotherapie begann ich, intensiv zu reflektieren, was sich in meinem Leben für mich noch stimmig anfühlte und was nicht mehr. Ich versuchte, jede Situation als eine Gelegenheit zu nutzen, um zu lernen – fast wie einen persönlichen Coach, der mir hilft, zu wachsen.

Durch das Lesen vieler Bücher und das Sammeln zahlreicher Erkenntnisse über mich selbst, wusste ich nun, dass es Zeit war, diese Erkenntnisse in mein Leben zu integrieren. Ich begann, Situationen durch die Frage zu betrachten: «Wenn das Leben mein Coach wäre, was würde er mich jetzt lehren?» Oder auch: «Wenn mein Leben ein Spiel wäre, welcher nächste Spielzug wäre jetzt der richtige?» Diese Fragen halfen mir, mit Achtsamkeit auf mein Leben zu blicken und oft erkannte ich, dass es eigentlich «nur» darum ging, die Erfahrungen bewusst zu erleben und anzunehmen.

Gleichzeitig standen die nächsten grossen Schritte bevor – die Operation und die anschliessende Bestrahlung. Zur Erholung und als kleine Auszeit verbrachten wir einige Tage als Familie am Gardasee und besuchten das Gardaland mit unserer Tochter. Es waren sehr schöne Tage, und ich genoss es, Zeit mit meiner Familie zu verbringen und ein Stück Normalität zurückzugewinnen.

Doch die Temperaturen und das ständige Laufen stellten sich als grössere Herausforderung heraus, als ich erwartet hatte. Besonders unangenehm war es für mich, mit der Perücke am Pool zu sein. Ich fühlte mich unwohl und hatte ständig das Gefühl, «ertappt» zu werden. Zudem war mein Gewicht noch immer höher als üblich, womit ich mich einfach unwohl fühlte.

Als ich dort sass und die Menschen beobachtete, erschien mir vieles seltsam. Die Menschen feierten, waren fröhlich, rauchten, tranken Alkohol und lebten ihr Leben in einem völlig anderen Bewusstsein als ich. Alles wirkte so banal und gleichzeitig einzigartig und wundervoll. Ich erlebte ein Gefühl der Entfremdung, als ob ich nicht ganz in diese Welt passte. Ich war auf einer völlig anderen Ebene unterwegs, zu tief bei mir, um mich mit solchen Banalitäten zu befassen, und zu sehr mit mir selbst beschäftigt, um die Leichtigkeit des Lebens und des Seins wirklich geniessen zu können. Wie absurd mir alles erschien.

Was ich gelernt habe:

○ **Bewegung ist auf vielen Ebenen essenziell für die Genesung:** Körperliche Aktivität fördert nicht nur den Heilungsprozess, sondern stärkt auch den Geist und das emotionale Wohlbefinden. Setze dir realistische Ziele und bleibe aktiv, aber vergleiche dich nur mit deinem «Gestern», nicht mit anderen.

○ **Entwickle dein «Wofür»:** Finde den tieferen Sinn in deinem Leben, der dich antreibt, weiterzumachen. Dieses «Wofür» gibt dir Kraft und Orientierung.

○ **Erkenne die Botschaft hinter deinen Gefühlen:** Gefühle wie Angst oder Unsicherheit haben oft eine tiefere Bedeutung. Nimm dir die Zeit, in dich hineinzuspüren und zu verstehen, was diese Emotionen dir sagen wollen.

○ **Hinterfrage deine Muster und verändere sie:** Manchmal tragen wir alte, negative Überzeugungen und Muster mit uns herum, die uns blockieren. Verändere deine Glaubenssätze so, dass sie dich unterstützen und dir Kraft geben.

○ **Deine Entschlossenheit kann Berge versetzen:** Vertraue deiner eigenen Kraft und bleibe entschlossen für das, was du erreichen möchtest.

○ **Betrachte das Leben als deinen besten Coach:** Jede Herausforderung und jede Erfahrung bringen dich weiter. Vertraue darauf, dass das Leben dir immer wieder die Möglichkeit gibt, zu lernen und zu wachsen.

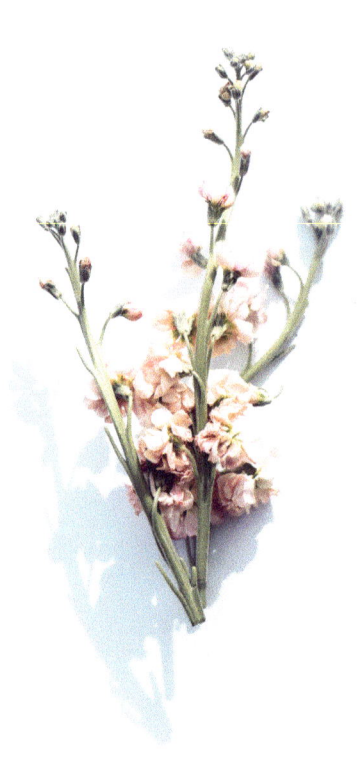

Wenn wir aufhören, den Dingen nachzujagen,
kommen sie oft von ganz allein zu uns. Es ist die Kunst
des Loslassens, die uns lehrt, dass das Leben uns
genau das bringt, was wir brauchen, wenn wir im Vertrauen
bleiben und Raum dafür schaffen.

Detox und Neuausrichtung nach der Chemotherapie

Zwischen der Chemotherapie und der bevorstehenden Operation, unterzog ich mich einer Entgiftungskur. Ich ekelte mich vor mir selbst und fühlte mich, als wäre ich voll mit Chemikalien. Mein Körper sollte von all diesen Substanzen und Medikamenten befreit werden. Der Naturheilpraktiker gab mir verschiedene Mittel, um diesen Prozess zu unterstützen.

Zuerst kam die Darmreinigung mit Hilfe von Bittersalz, gefolgt von einer Saftkur. Zusätzlich machte ich Leberwickel, trank viel Wasser sowie Leber-Gallentee und Nieren-Blasentee. Regelmässig nahm ich Basenbäder. Parallel dazu versuchte ich auch auf geistiger Ebene zu entgiften: Ich legte eine Social-Media-Pause ein und fokussierte mich auf mich selbst. Alles, was ich loslassen und entfernen wollte, schrieb ich auf und übergab es symbolisch dem Feuer. Mein Ziel war es, die Krankheit loszulassen, meinen Körper und meinen Geist wieder auf Gesundheit auszurichten und ihn immer wieder daran zu erinnern, wie es sich anfühlt, gesund, fit und kraftvoll zu sein.

Schon während der Chemotherapie las ich das Buch von Wim Hof. Wim Hof, auch bekannt als «The Iceman», ist ein niederländischer Extremsportler, der mehrere Weltrekorde im Ertragen extremer Kälte hält. Seine selbst entwickelte «Wim Hof-Methode» besteht hauptsächlich aus Atemübungen, Kälteanwendungen und Mentaltraining. Ich führte seine Atemübungen bereits während der Chemotherapie durch und versuchte, hin und wieder kalt zu duschen. Diese Übungen halfen mir, einen klaren Kopf zu bewahren. Ein Spruch von Wim Hof, der mich besonders ansprach, lautet: «Ich spüre und nehme wahr, wozu mein Körper in der Lage ist, und tue dann das, wozu er fähig ist.» Diesen Spruch habe ich verinnerlicht, weil er mich daran erinnerte, dass unser Körper zu viel mehr fähig ist, als wir oft glauben. Vielleicht schonte ich ihn momentan zu sehr und traute ihm nicht mehr viel zu. Ich musste wieder eine gesunde Körperwahrnehmung entwickeln – neu lernen, meinem Körper zu vertrauen, ihm etwas zuzutrauen, ihn zu bewegen, zu stärken und sein volles Potential zu nutzen.

Ich vereinbarte einen Termin in der integrativen Klinik, die ich bereits während meiner Chemotherapie für eine Zweitmeinung konsultiert hatte. Nach Abschluss der Therapie wollte ich dort Blutwerte überprüfen lassen, die in der klassischen Schulmedizin üblicherweise nicht kontrolliert werden, wie etwa Vitamine, Mineralien und andere Nährstoffe, die nach einer Chemotherapie häufig im Mangel sein können. Zu meiner grossen Erleichterung waren alle Werte hervorragend. Der Arzt zeigte sich überrascht, denn solche guten Blutwerte seien nach einer Chemotherapie selten. Dies bestätigte mir, dass ich sehr gut auf mich geachtet hatte, und dass mich ein hervorragender

Naturheilpraktiker begleitete. Auch das durchgeführte MRT zur Verlaufskontrolle brachte erfreuliche Nachrichten:

Es war kein Tumorgewebe mehr erkennbar, was eine ausgezeichnete Prognose bedeutete! Diese Nachricht erfüllte mich mit grosser Freude und Zuversicht.

Meine Auszeit: Heilung, Loslassen und Neufindung

Nun gönnte ich mir eine wohlverdiente fünftägige Auszeit. Es war mir wichtig, Raum für mich selbst zu schaffen, um mich zu sammeln und innerlich wieder zu festigen. In dieser Phase wollte ich mich auch intensiv mit dem Thema Weiblichkeit auseinandersetzen, das mich in der ganzen Zeit immer mal wieder begleitet hatte. Es war mein Ziel, dieses unglaublich belastende Kapitel der vergangenen Monate abzuschliessen und Frieden zu finden.

Ich beschloss, ein Retreat in einem Zen-Kloster im Allgäu zu besuchen, das unter dem Thema «Geerdete weibliche Kraft» stand. Bereits auf der Fahrt dorthin konnte ich meine Tränen nicht zurückhalten. Die letzten Monate waren so intensiv und fordernd gewesen. Ständig musste ich stark sein, für all die Therapien und Untersuchungen aber besonders für meine Tochter. Endlich bot sich der Raum, den ich so dringend brauchte – ein Ort, an dem ich einfach sein konnte, ohne etwas verbergen zu müssen.

Am Abend meiner Ankunft trat der Vollmond am Himmel hervor. Es war der Vollmond im Zeichen des Widders, ein Symbol für Selbsterkenntnis und den Mut, seine Bestimmung zu erkennen. Der Widder steht auch für Selbstbewusstsein und die Kraft, sich durchzusetzen – ebenso wie für die Fähigkeit, alles loszulassen, was uns im Leben blockiert. Dieses stimmungsvolle Bild des Mondes spiegelte genau das wider, was ich in diesem Moment fühlte: die Sehnsucht, meinen Weg klarer zu sehen und die Stärke, endlich das abzulegen, was mich zurückhielt.

Wer mit Zen vertraut ist, weiss, wie viel Disziplin in einem Zen-Kloster herrscht. Der gesamte Tag ist strukturiert: Vom Betreten des Meditationsraums, über das Essen, bis hin zum Gehen gibt es genaue Vorgaben. Diese strenge Struktur und Disziplin empfand ich anfangs als äusserst herausfordernd, da ich mich körperlich noch geschwächt fühlte. Gleichzeitig bot mir diese Disziplin auch Kraft, Sicherheit und einen wohltuenden Rahmen. Der Tag war gefüllt mit Meditationen, die mich unweigerlich auf mich selbst zurückwarfen. Die Pausen nutzte ich für Spaziergänge, um Zeit für mich allein zu haben, oder für Gespräche mit den anderen Frauen.

Im Zen gibt es einen wichtigen Satz, der lautet: «Auf mich selbst achtend, achte ich auf den anderen. Auf den anderen achtend, achte ich auf mich selbst.» Dieser Satz gefiel mir sehr, da er ein Thema widerspiegelte, das mich in den letzten Monaten intensiv beschäftigt hatte: die Balance zwischen Geben und Nehmen, zwischen dem Ich und dem Du.

Am zweiten Tag unseres Retreats lernten wir, dass Meditation ein ganzheitliches Sein im Einklang mit dem ist, was gerade da ist. Wir richteten unsere Aufmerksamkeit bewusst auf unsere Gedanken, Gefühle und unseren Körper und arbeiteten an unseren Glaubenssätzen, die wir anschliessend transformierten. Aus diesen neuen Einsichten formulierte ich Affirmationen, die ich in einer abschliessenden Kakaozeremonie mit der Gruppe festigte.

Während des Retreats sagte eine der Leiterinnen, wir sollten uns vorstellen, dass das, was wir uns für die Zukunft wünschen, bereits irgendwo im Universum existiert und dass wir uns schon jetzt damit verbinden können. Ich begann mich mit der Vorstellung meiner gesunden und besten Version zu verbinden. Ebenso öffnete ich mich erstmals für die Idee, dieses Buch zu schreiben und mich damit zu verbinden. Zwar tauchte der Gedanke an das Buch im Laufe des Jahres immer mal wieder auf, doch ich wusste, dass der richtige Zeitpunkt, ihn umzusetzen, noch in weiter Ferne lag.

Während des Retreats hatte ich die Gelegenheit, ein Taiwa, ein persönliches 1:1-Gespräch mit einer der Leiterinnen, zu führen. Dabei wurde ein Raum für mich eröffnet, der heilend und wohltuend war. Im letzten halben Jahr ist viel geschehen; alte Lasten hatten sich gelöst und durften nun einfach abfliessen. Es war essenziell, diesem Prozess den nötigen Raum zu geben. Die Seminarleiterin ermutigte mich, meine Sorgen heilen zu lassen und die Energie, die ich stets für andere bereitgestellt hatte, nun zu mir selbst zurückfliessen zu lassen. Ich erlaubte mir, diese Kraft zu empfangen. Die Erfahrung war zutiefst heilend und wunderschön.

An einem der letzten Tage des Retreats lud mich eine der Leiterinnen in die Buddha-Halle ein. Gemeinsam gingen wir in eine besondere Meditation, die nur für mich bestimmt war. Der Fokus lag dabei auf dem Medizin-Buddha und dem Ratnasambhava-Buddha, der für Erdung und Stabilität steht. Später kaufte ich kleine Statuen beider Buddhas, die mich während der Operation begleiteten. Diese Symbole spendeten mir immer wieder Stabilität und Vertrauen.

Die Leiterin erklärte mir, dass der Medizin-Buddha die Ärzte dabei unterstützen würde, die richtigen Behandlungen und Therapien für mich zu wählen – stets zu meinem besten Wohl. Diese Vorstellung fand ich schön, und ich verknüpfte sie bewusst mit den Buddhas, um Kraft und Zuversicht für die bevorstehende, herausfordernde Zeit zu schöpfen.

In diesem Retreat erlaubte ich mir, ganz für mich selbst da zu sein, auf mich zu achten und wieder Kraft zu tanken. Ich fühlte mich tief verbunden mit den anderen Frauen, die ebenfalls ihre Beziehung zur Weiblichkeit und ihr Leben reflektierten. Die Kraft und Energie, die zwischen uns flossen, waren beeindruckend und erfüllend. Zum ersten Mal erlebte ich das Gefühl, mich vollkommen wohl in einer Gruppe von Frauen zu fühlen. Es war wunderschön zu spüren, wie wir uns gegenseitig durch herausfordernde Phasen begleiten und unterstützen, unabhängig davon, wo jede von uns im Leben gerade steht. Diese Erfahrung, wie Frauen einander in Fragen der Weiblichkeit und in schwierigen Zeiten unterstützen, hat mich sehr berührt.

Als ich nach Hause kam, fühlte ich mich sehr geerdet und fest in mir verankert. Ich versuchte, die Struktur und Disziplin des Retreats auch zu Hause weiterzuführen, doch die guten Vorsätze schwanden bald. Mit Kind und Familie war es schwierig, fünfmal täglich zu meditieren, achtsam zu essen, achtsam zu gehen oder sich hauptsächlich um die eigenen Bedürfnisse zu kümmern. Der Alltag mit all seinen Höhen und Tiefen kehrte zurück.

Einer der schweren Momente war, dass mein Mann zu diesem Zeitpunkt seine Arbeitsstelle verlor. Seine häufigen Abwesenheiten, um für mich da zu sein, hatten schliesslich zur Kündigung geführt. Doch seine Intuition hatte ihn schon früh dazu veranlasst, sich nach Alternativen umzusehen, und nur zwei Wochen vor der Kündigung unterschrieb er einen neuen Arbeitsvertrag. Dadurch wandelte sich die Situation: Für einige Monate erhielten wir ein doppeltes Gehalt, das uns eine unerwartete finanzielle Erleichterung brachte.

Diese Erfahrung zeigte mir, wie wertvoll es ist, loslassen zu können und darauf zu vertrauen, dass sich das Leben manchmal auf unerwartete Weise ordnet. Wie das Zitat, das ich aus dem Retreat mitnahm und zu Beginn dieses Kapitels erwähnte: *Wenn wir aufhören, den Dingen nachzujagen, kommen sie oft von ganz allein zu uns. Es ist die Kunst des Loslassens, die uns lehrt, dass das Leben uns genau das bringt, was wir brauchen, wenn wir im Vertrauen bleiben und Raum dafür schaffen.*

Was ich gelernt habe:

○ **Entgifte auf allen Ebenen:** Entgiftung ist nicht nur körperlich wichtig, sondern auch geistig, emotional und seelisch. Schaffe bewusst Platz für Neues, indem du Altes loslässt, und fülle diesen Raum mit Gesundheit, Kraft und Vitalität.

○ **Schaffe Raum für Heilung und Regeneration:** Suche dir gezielt Möglichkeiten und Orte, an denen du heilen, dich regenerieren und deine Energie wieder aufladen kannst.

○ **Vertraue deinem Körper:** Dein Körper ist stark und fähig, sich zu heilen. Gib ihm, was er braucht, um gesund zu bleiben. Erinnere dich daran, wozu dein Körper fähig ist, und nutze ihn für das, wozu er gemacht ist.

○ **Richte dich auf deine Gefühle aus:** Deine Gefühle weisen dir den Weg. Frage dich nicht nur, was du erreichen möchtest, sondern vor allem wie du dich dabei fühlen willst – und richte dein Leben danach aus.

○ **Erlaube dir, Tränen fliessen zu lassen:** Alles, was sich gelöst hat darf abfliessen. Tränen bringen dich in den Fluss des Lebens und schaffen Raum für Heilung.

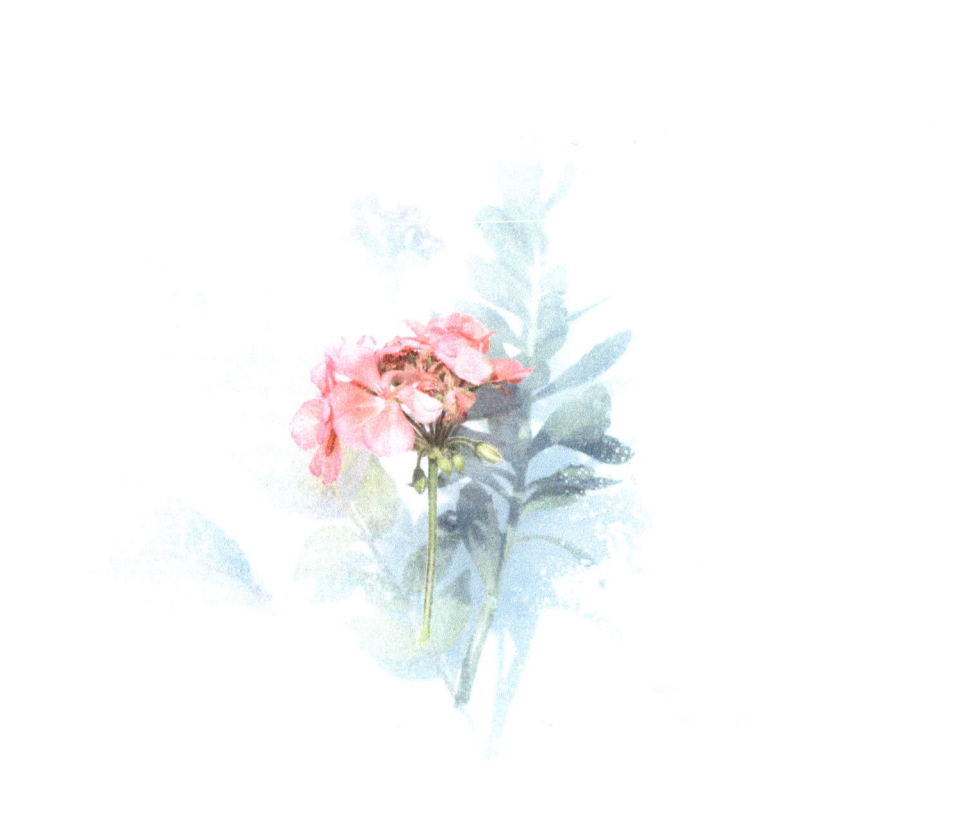

Heilung ist mehr als nur körperliche Genesung – sie ist ein achtsamer Weg, bei dem der Geist die Klarheit schenkt, das Herz die Hingabe bringt und das Leben die Zeit, die es dafür braucht.

Die Operation: Ein weiterer grosser Schritt

Die Operation stand bevor. Einerseits freute ich mich darauf, weil sie einen weiteren grossen Schritt in meinem Heilungsprozess markierte. Andererseits verspürte ich grosse Angst – und diese Angst betraf nicht den Eingriff selbst. Als ausgebildete Pflegefachfrau wusste ich, was hinter den Kulissen eines Krankenhauses vor sich geht: Wie über Patienten gesprochen, organisiert und gehandelt wird. Meine grösste Angst war, dass meine Intimsphäre verletzt werden könnte und ich in dieser verletzlichen Situation wie eine Nummer, ohne Mitgefühl und die nötige Sensibilität, behandelt würde.

Hinzu kam, dass ich weder Perücke noch Make-up im OP tragen durfte. Für Aussenstehende mag dieser Umstand vielleicht oberflächlich klingen. Doch für mich war es ein grosses Problem. Ich hatte immer noch etwa sechs Kilogramm zu viel und obwohl meine Haare etwas nachgewachsen waren, sahen sie immer noch aus wie der schüttere Haarwuchs eines alten Mannes. Und meine Wimpern und Augenbrauen hatten sich nun, nach der letzten Chemotherapie, ebenfalls verabschiedet. Ich hatte das Gefühl, äusserlich nicht mehr ich selbst zu sein. In diesem

Zustand einen so bedeutenden Eingriff machen zu müssen, war für mich ein Albtraum.

Als ich mit meiner Freundin Käthi darüber sprach, fragte sie mich: «Kannst du in dir stattdessen nicht Bilder entstehen lassen, die dir die Angst nehmen und dir helfen?» Diese Erinnerung daran, sich die Wunschzukunft zu visualisieren, war genau das, was ich gebraucht hatte. Und so visualisierte ich mir alles Schritt für Schritt, was gerade bevorstand. Ich konzentrierte mich auf das, was unmittelbar vor mir lag, und stellte mir den bestmöglichen Ablauf und Ausgang vor.

Am Tag meines Krankenhauseintritts brachten wir unsere Tochter Alicia zum Bahnhof, wo meine Mutter sie abholte und mit ihr gemeinsam nach Hause fuhr. Der Plan war, dass mein Mann mich danach ins Krankenhaus begleitete. Doch unsere Tochter spürte, dass etwas nicht stimmte und wollte mich nicht gehen lassen. Es war eine schwierige Situation für uns alle. Schliesslich begab ich mich alleine ins Krankenhaus, damit mein Mann noch etwas Zeit mit unserer Tochter verbringen konnte und um ihr die Situation etwas zu erleichtern.

Auf dem Weg ins Krankenhaus überlegte ich, wie ich dort empfangen werden wollte. Ich visualisierte, wie ich freundlich aufgenommen werde, eine nette Bettnachbarin habe und ein leckeres Mittagessen in Ruhe und Frieden geniessen kann. Genauso kam es auch, was mich motivierte, weiterhin positive Bilder zu erschaffen.

Am Nachmittag holte mich mein Mann planmässig ab, da ich in einem anderen Krankenhaus die Wächterlymphknoten markieren lassen musste, die während der Operation entfernt werden sollten. Erneut visualisierte ich den Verlauf dieser Prozedur und alles verlief genauso, wie ich es mir vorgestellt hatte – schnell, schmerzfrei und mit freundlichem Personal.

Zurück im ersten Krankenhaus ging ich ein wenig spazieren und genoss die Abendsonne. Ich setzte mich auf eine Parkbank, schloss die Augen und überlegte mir, wie ich mir die Operation und den kommenden Tag wünschte. Ich stellte mir vor, wie ich einen gemütlichen Abend verbringe, gut schlafe und erholt aufwache. Zudem hielt ich mich an der Vorstellung fest, dass ich früher als geplant zur OP komme und dass alles komplikationsfrei, schnell und schmerzfrei verläuft.

Der Abend und die Nacht waren ruhig und angenehm. Ich lernte meine Bettnachbarin kennen, und wir unterhielten uns lange. Am nächsten Morgen stand mir die Clipmarkierung bevor, vor der ich grosse Angst hatte. Bevor die Therapien begonnen hatten, war ein Clip in den Tumor gesetzt worden, um die Stelle zu markieren, falls der Tumor nach der Therapie nicht mehr sichtbar sein würde. Dies war wichtig, um während der Operation die exakte Stelle und ausreichend Gewebe zu entfernen, so dass keine Tumorzellen übrig blieben. Dies verbessert die Prognose. Seit dieser Markierung vor etwa sieben Monaten hatte ich immer wieder Schmerzen an der Stelle, da dieser Clip auf den Brustmuskel drückte. Es erinnerte mich ständig an den Tumor und ich freute mich darauf, diesen Clip nun endlich loszuwerden.

Der geplante Eingriff bereitete mir jedoch grosse Angst: Ein feiner, langer Draht sollte von aussen, ohne Narkose oder sonstige Betäubung, bis zur schmerzenden Stelle vorgeschoben werden. Schon allein die Vorstellung war für mich schrecklich. Dennoch versuchte ich, mich an meiner Visualisierung festzuhalten: dass alles gut und schmerzfrei verlaufen würde. Diese innere Vorstellung half mir, mich zu fokussieren und positiv zu bleiben.

Die Markierung selbst war zwar schmerzhaft, aber glücklicherweise schnell vorbei. Zurück im Zimmer hatte ich noch einige ruhige Minuten für mich, da meine Zimmernachbarin bereits im OP war. Dieser Moment der Stille gab mir die Möglichkeit, meine Kräfte nochmals zu sammeln und innerlich zur Ruhe zu kommen.

Zu meiner Erleichterung begann die Operation zwei Stunden früher als geplant – was in einem Krankenhaus nicht unbedingt üblich ist, aber genau so, wie ich es mir in meiner Visualisierung vorgestellt hatte. Im OP-Vorbereitungsraum war das Personal sehr freundlich und erklärte mir den genauen Ablauf, was mir Vertrauen gab und ein gutes Gefühl verschaffte. Auch der Chirurg kam in den Vorbereitungsraum, sprach einige aufmunternde Worte zu mir, und so fiel ich beruhigt in die Narkose.

Als ich aus der Narkose erwachte, befand ich mich bereits im Aufwachraum, wo ich blieb, bis ich wieder stabil und vollständig wach war. Während dieser Zeit hatte ich eine unangenehme Begegnung mit einer Pflegefachfrau, die ich aus meiner früheren Tätigkeit in einem anderen Krankenhaus kannte. Ihr Besuch schien eher von Neugierde als von echter Fürsorge geprägt – vermutlich hatte sie meinen Namen auf dem OP-Plan gesehen und wollte mich nun «begutachten». Jedenfalls fühlte es sich für mich in diesem sensiblen Moment so an. Da ich nach der Operation noch benommen war, war ein richtiges Gespräch nicht möglich. Später kam sie auch nicht wieder, um sich wirklich für mein Wohlergehen zu interessieren. Diese Erfahrung enttäuschte mich, da ich genau solche Grenzüberschreitungen befürchtet hatte.

Kurz nach der Operation bemerkte ich leichte Schmerzen und ich wusste, wie wichtig es war, frühzeitig Schmerzmittel zu verlangen, um nicht von stärkeren Schmerzen überwältigt zu werden. Nachdem ich diese erhalten hatte, fühlte ich mich bald wach und gut genug, um in mein Zimmer zurückgebracht zu werden. Mein Heilungsprozess verlief erfreulich reibungslos: Weder Übelkeit noch Schwindel stellten sich ein.

Alles entwickelte sich genau so, wie ich es mir erhofft hatte. Erstaunlicherweise blieb ich ansonsten während meines gesamten Krankenhausaufenthalts absolut schmerzfrei und benötigte somit keine einzige Schmerztablette. Dass die Wunddrainage leer blieb und ich bereits am zweiten Tag nach der Operation nach Hause durfte, unterstrich diesen erfreulichen Verlauf. Ich fühlte mich auf diesem Weg sehr behütet und begleitet.

Ich bin fest davon überzeugt, dass unser Geist eine enorme Macht über unser Leben hat und dass es entscheidend ist, zunächst eine klare Vorstellung davon zu haben, was wir wirklich wollen, damit wir dem Verlauf eine Richtung geben können.

Nach der Operation fühlte sich meine Brust endlich wieder gut an. Es war, als ob etwas in mir wieder ins Gleichgewicht gekommen war.

Während das Jahr sich dem Ende zuneigte, spürte ich auch, dass das Ende der Krankheit und entsprechend das Ende der Behandlungen, näher rückten. Es war ein weiterer wichtiger Abschluss für mich. Ich sehnte mich danach, das alte Jahr hinter mir zu lassen und mit dem neuen Jahr einen Neuanfang zu starten – gesund, gestärkt und glücklich. Gleichzeitig wurde mir bewusst, dass dies auch bedeutete, eine passende Anschlusslösung in einer komplementären Klinik zu finden. Während die Ärzte den Grossteil der Therapie bald als abgeschlossen ansahen, begann für mich nun die eigentliche Arbeit: Mein Ziel war es, gesund zu bleiben, und dafür war ich bereit, fast alles zu tun. Ich besuchte verschiedene integrative Kliniken, bis ich schliesslich die richtige für mich fand – eine, die sowohl in Bezug auf die Lage als auch auf das Behandlungsangebot zu mir passte. Es war mir wichtig, die Therapien mit meinem Familienleben und der Rückkehr in den Alltag zu vereinbaren.

Ich entschied mich auch, meine frühere Anstellung als Pflegefachfrau in einem Krankenhaus wieder aufzunehmen, um herauszufinden, wie es mir dabei ergehen würde. Einerseits war es mir wichtig, mich dieser Herausforderung zu stellen, da der Anblick eines Krankenhauses noch immer Unbehagen in mir auslöste. Ich sah dies als einen notwendigen Schritt, um meine eigenen Erfahrungen aufzuarbeiten. Andererseits hatte ich das Gefühl, dass meine Erlebnisse mir eine neue Perspektive gegeben hatten. Möglicherweise würde ich die Patienten nun besser verstehen und anders betreuen können, da ich aus eigener Erfahrung wusste, wie sich viele von ihnen fühlten.

Ich spürte auch den inneren Druck, möglichst schnell wieder in den Arbeitsalltag zurückzukehren. Ich dachte, dass ich bald wieder voll arbeitsfähig sein müsste, sobald ich als gesund galt – ein Gedanke, der stark von der leistungsorientierten Erwartung unserer Gesellschaft geprägt war.

In einem wohlwollenden Gespräch mit der IV-Beratung erhielt ich jedoch wertvolle Empfehlungen, die mich dabei unterstützten, diesen Druck zu hinterfragen. Die Beraterin empfahl mir, nach meiner Genesung noch ein bis zwei Monate ohne Verpflichtungen und Therapien zu Hause zu verbringen, um mich vollständig zu erholen und die Erlebnisse der vergangenen Monate in Ruhe zu verarbeiten. Anschliessend schlug sie vor, mich für den Wiedereinstieg ins Berufsleben zu 100 % krankschreiben zu lassen, um mit einem schrittweisen, therapeutischen Arbeitsversuch langsam herauszufinden, wie viele Stunden ich tatsächlich wieder arbeiten konnte. Diese Empfehlungen halfen mir, eine klare Struktur für den Übergang in ein gesundes und ausgewogenes Leben zu finden, ohne mich dabei zu überfordern.

Dann erhielt ich eine der grossartigsten Nachrichten:

Ich bin offiziell krebsfrei!

Die Histologie des operativ entfernten Gewebes bestätigte das Gefühl, das ich schon länger in mir trug: Es wurde keine einzige Tumorzelle gefunden! Dies bedeutet eine hervorragende Prognose! Eine übergrosse Last fiel von meinem Herzen und ich war unendlich froh und dankbar!

Die postoperative Nachkontrolle verlief dagegen weniger erfreulich. Anstatt den Fokus darauf zu legen, dass ich nun krebsfrei war und wie erfreulich diese Nachricht ist, wurde sofort über die nächsten Schritte diskutiert – die Bestrahlung und insbesondere über die Antihormontherapie. Von Anfang an stand ich dieser Therapie sehr skeptisch gegenüber. Es fühlte sich für mich nicht richtig an. Zwar wurde mir erklärt, dass die Therapie empfohlen sei und mir Vorteile bringen könnte, aber gleichzeitig sprach man auch über die zahlreichen schweren Nebenwirkungen, die ich in Kauf nehmen müsste, um gesund zu bleiben. Besonders traf es mich, als der Arzt sagte, dass ich nun lebenslang Anspruch auf engmaschige Kontrollen und Untersuchungen habe und dass die Behandlung mit der positiven Nachricht, krebsfrei zu sein, noch lange nicht abgeschlossen sei.

Natürlich wusste ich als Pflegefachfrau, dass der Arzt solche Themen mit mir besprechen musste. Doch es drückte meine Stimmung erheblich. Es fühlte sich an, als gäbe es keinen Moment zum Durchatmen. Ständig kam noch eine weitere Therapie, ein weiteres Medikament, ein weiteres «Müssen» und «Sollen» hinzu. Das lang ersehnte Ende der Behandlungen schien in eine unendliche Ferne zu rücken und unerreichbar zu werden.

Diese Nachricht stürzte mich in eine erneute Krise. Ich war in Tränen aufgelöst, denn ich hatte gehofft, den grössten Teil meiner Herausforderung nun hinter mir zu haben. Stattdessen türmte sich ein neuer, scheinbar endloser Berg aus Therapien und Verpflichtungen vor mir auf, der mich über Jahre hinweg begleiten sollte.

So begann ich, mich intensiv mit dem Antihormon-Medikament auseinanderzusetzen. Ich holte es aus der Apotheke, hielt es in meinen Händen und nahm mir Zeit, meine innere Reaktion darauf zu spüren. Dabei überkam mich eine Welle von Gedanken und Gefühlen. Mein Körper reagierte mit deutlicher Ablehnung und Angst – es fühlte sich nicht richtig an, dieses Medikament einzunehmen. Gleichzeitig war ich unsicher und emotional aufgewühlt. Einige Zeit später, las ich *9 Wege in ein krebsfreies Leben* von Dr. Kelly A. Turner. Darin beschreibt sie, wie bedeutend die Intuition für ihre Patienten in ihren Recherchen war – ein Thema, das in Studien immer häufiger aufgegriffen wird, um zu belegen, dass wir über eine natürliche Intuition verfügen, die uns vor Gefahren schützt, die jedoch viele von uns leider verlernt haben.

Um Klarheit zu finden, wandte ich mich in einer Meditation an das Leben selbst und bat: «Bitte gib mir ein klares Zeichen, ob dieses Medikament der richtige Weg für mich ist!»

Meditation und Selbstfindung bei Dr. Joe Dispenza

Vor einigen Monaten, zu meinem 39. Geburtstag – noch bevor ich die Diagnose erhielt – schenkte mir mein Ehemann Tickets für einen Workshop bei Dr. Joe Dispenza. Nun war es endlich so weit. Dr. Joe Dispenza bietet weltweit Workshops und Retreats an, um Menschen in Meditationen zu begleiten, ihre Selbstheilungskräfte zu aktivieren und den Geist auf ihre Ziele auszurichten. Dieses Erlebnis hätte für meine Situation nicht passender sein können und bestätigte mir noch einmal, dass die Dinge oft zum genau richtigen Zeitpunkt geschehen.

Das Wochenende in Basel bei «Dr. Joe» war einfach unglaublich. Täglich Meditationen, Heilmeditationen und das gezielte Ausrichten des Geistes zu praktizieren, tat mir richtig gut. Besonders schön war es, diese Erfahrung mit meinem Mann zu teilen. Die Energie im Raum, mit über 8000 Menschen, war überwältigend – alle meditierten gleichzeitig. Ab diesem Moment praktizierte ich Visualisierungsmeditationen noch intensiver und gewann täglich mehr Vertrauen in mich, meinen Körper und meinen Weg.

Zusätzlich entschied ich mich, an einem Somatic Breathwork-[51] Abend teilzunehmen. Ohne grosse Erwartungen ging ich hin und war überrascht von den intensiven Erlebnissen. Die Erfahrung stärkte mein Vertrauen und gab mir eine neue Kraft, die mich auf meinem Weg der Heilung weiter voranbrachte

Was ich gelernt habe:

○ **Lass Bilder entstehen, die dir helfen:** Visualisiere Schritt für Schritt deine bestmögliche Zukunft. Erschaffe dir innere Bilder, die dir Mut machen und dir zeigen, wie du deinen Weg erfolgreich weitergehen kannst. Indem du dir positive Szenarien ausmalst, bereitest du deinen Geist und Körper darauf vor, dass diese Realität werden können.

- **Geist erschafft Materie:** Nutze die Kraft deines Geistes, um klare und kraftvolle Ideen entstehen zu lassen. Deine Gedanken haben die Macht, deine Realität zu beeinflussen. Richte deinen Fokus bewusst auf das, was du erschaffen willst, und setze die Energie deines Geistes ein, um die Materie danach auszurichten.

- **Freue dich über gute Neuigkeiten:** Egal, wie klein oder gross der Fortschritt ist, erlaube dir, die positiven Momente zu feiern. Lass dir deine Freude nicht von äusseren Umständen oder negativen Einflüssen nehmen. Diese kleinen Lichtblicke sind wichtig, um deine Motivation und Zuversicht aufrechtzuerhalten. Sie bestärken dich darin, weiterzumachen, egal wie herausfordernd die Situation erscheint.

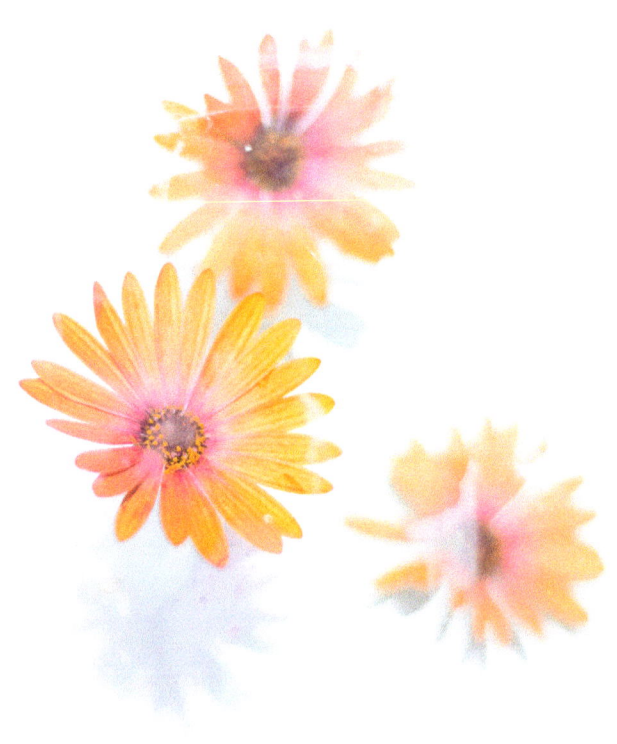

Die Zeit des Leidens ist jetzt vorbei.
Nun beginnt die Zeit des Geniessens.

Bestrahlung[52]: Der letzte Schritt auf dem Heilungsweg

Die Zeit der Bestrahlung hatte begonnen, und die zuständige Ärztin erstellte einen Behandlungsplan, der insgesamt 15 Bestrahlungen – also 15 Tage – umfasste. Obwohl ich wusste, dass das Ziel bereits in greifbarer Nähe war, bereitete mir der Gedanke, mich erneut einer Behandlung unterziehen zu müssen, grossen Widerwillen. Ich fühlte eine starke Abneigung gegen die Bestrahlung und es fiel mir sehr schwer, mich noch einmal für eine Behandlung zu motivieren. Seit über einem halben Jahr war ich nun schon unter Therapien und meine Geduld neigte sich dem Ende zu.

Es fühlte sich nicht stimmig an, diese Bestrahlung durchzuführen, da ich mich bereits gesund und krebsfrei fühlte. Dennoch entschied ich mich, diese letzte Hürde zu nehmen, einerseits, um sicherzustellen, dass keine vereinzelten Tumorzellen verblieben waren, die möglicherweise resistent werden könnten und im Falle eines Rückfalls auf keine Therapie mehr ansprechen würden. Ein weiterer Grund war meine Erschöpfung. Nach so langer Zeit fehlte mir die Kraft, mich selbst durch unzählige Informationen zu arbeiten und einen alternativen Weg einzuschlagen. Irgendwann ist einfach genug, und auf der Zielgeraden konnte ich nicht mehr kämpfen. Deshalb entschied ich mich, wie auch schon bei den anderen Therapien, Schritt für Schritt voranzugehen, nicht den gesamten Weg überblicken zu müssen, sondern mich nur auf die nächsten Etappen zu konzentrieren.

Ich kam zum Termin und wurde in einen Raum geführt, in dem ein grosses Gerät stand. Ich musste mich auf den Rücken legen, und anhand der vorgängig tätowierten Markierungen, stellte man die korrekte Bestrahlungsposition ein. Die Vorbereitung dauerte länger als die Bestrahlung selbst – diese war nach wenigen Minuten bereits vorbei. Es war erschreckend, dass man die Strahlung überhaupt nicht bemerkte. Natürlich war mir das vorher klar. Doch ich empfand es in der Realität als sehr unheimlich.

Die erste Bestrahlung verlief problemlos. Am Abend war meine Haut leicht gerötet und überwärmt, aber das Kühlen half und es wurde schnell besser. Trotz der Umstände versuchte ich, so viel Normalität wie möglich beizubehalten: Ich ging ins Fitnesscenter und verbrachte den restlichen Tag mit meiner Tochter, als wäre es ein ganz gewöhnlicher Tag.

Nach der zweiten Bestrahlung, quälte mich plötzlich ein besorgniserregender Gedanke: Schädigt die Bestrahlung nicht auch meine gesunden Zellen? Da durch die BRCA2-Gentmutation der Körper ja bereits eine verringerte Fähigkeit hat, geschädigte Zellen zu reparieren, fragte ich mich, ob es wirklich sinnvoll war, die Bestrahlung zu machen. Und gleichzeitig spürte ich, wie meine Kapazität, mich intensiv mit den Details der Behandlung auseinanderzusetzen, nachliess. Ich fühlte mich schlecht informiert. Ich verspürte auch zunehmend Müdigkeit, Unwohlsein und Übelkeit nach den Behandlungen und meine Besorgnis nahm zu.

Ich suchte das Gespräch mit der behandelnden Ärztin, um meine Ängste kundzutun. Daneben ärgerte es mich, dass die Bestrahlungen über die Festtage pausiert wurden und die letzte Bestrahlung auf den 26. Dezember fiel. Ich fragte mich, ob das wirklich nötig war. Hätte man diesen Termin nicht anders legen können? Ich hatte gehofft, Weihnachten und den Jahreswechsel ohne Behandlung und mit einem klaren Abschluss zu verbringen. Doch diese Aussicht trübte meine Stimmung extrem. Ich hatte keinerlei Motivation mehr.

Das Verständnis meiner Ärztin für meine Bedenken war jedoch sehr begrenzt. Sie betonte nur, wie wichtig die 15. und letzte Bestrahlung sei, ohne mir eine konkrete Begründung dafür zu nennen. Auch meinte sie, dass es unwahrscheinlich sei, dass meine Kopfschmerzen und die Übelkeit von der Bestrahlung kommen würden – es sei denn, mein System sei besonders empfindlich. Auf meine Frage, ob die Bestrahlung in meinem speziellen Fall mit der BRCA2-Mutation sinnvoll sei, entgegnete sie lediglich mit Unverständnis: «Sonst würde man sie nicht durchführen. Es existieren keine spezifischen Daten dazu.»

Diese Antwort erschütterte mich erneut. Ich war zu dieser Zeit sehr empfindlich und nah am Wasser gebaut. Aber war das nach über sechs Monaten Therapien, Ängsten und Sorgen nicht nachvollziehbar? Ich war einmal mehr enttäuscht von den Ärzten und von einem Gespräch voller nichtssagender Antworten. Ist es nicht die Aufgabe eines Arztes, auf die Sorgen und Fragen der Patienten einzugehen? Sollte es nicht das Ziel sein, Patienten dort abzuholen, wo sie standen und auf ihre Gefühle einzugehen? Stattdessen werde ich mit abweisenden, autoritären Antworten abgespiesen. Ihre Antwort, dass keine Daten dazu vorlägen, zeigte mir, dass sie selbst auch keine Ahnung hatte und mir einfach auswich. Ich fühlte mich ausgebrannt. So lange hatte ich mich um meine Gesundheit, um Informationen und um eine individuelle Behandlung bemüht. Jetzt, in den letzten Phasen der Behandlung, hatte ich keine Kraft mehr für solche Diskussionen. Ich wollte nur noch, dass es vorbei ist.

Ich entschied mich, die Bestrahlung so lange fortzusetzen, wie es eben ging. Wenn ich spürte, dass ich es nicht mehr mit mir vereinbaren konnte, würde ich aufhören. Es war das erste Mal während der Erkrankung, dass ich Resignation als meine beste Option ansah.

Ich fragte mich erneut: «Wenn das Leben mein Coach wäre, was sollte ich jetzt lernen? Wenn, das Leben ein Spiel wäre, wie könnte ich es jetzt am klügsten spielen?»

Ich erkannte, dass es essenziell war, immer wieder zu mir selbst zurückzufinden und bei mir zu bleiben. Diese Verbindung zu mir aufzubauen bedeutete, meine Hände sanft auf mein Herz oder meinen Bauch zu legen, tief durchzuatmen und alle Empfindungen bewusst wahrzunehmen – sei es die Bewegung meines Atems, die Temperatur meiner Haut oder jede andere Nuance meiner inneren Welt.

Immer wenn ich in diesem Zustand der Bewusstheit verweilte, fühlte ich mich ruhig und zufrieden. Es ging darum, Frieden und Akzeptanz mit dem zu schliessen, was gerade ist, anstatt unbewusst in den Widerstand zu gehen. Ist nicht das eigentliche Ziel des Lebens, genau jetzt in diesem Moment glücklich zu sein? Viel zu oft verlieren wir uns in Gedanken wie «Was wäre, wenn…» oder «Was ist, wenn ich es später bereue?». Vielmehr geht es doch eigentlich immer darum, den jetzigen Moment sanft anzunehmen und alle Gefühle, die gerade da sind, zuzulassen.

Vor den letzten beiden Bestrahlungen fand das Abschlussgespräch mit der Ärztin statt. Obwohl ich nichts mehr zu den Bestrahlungsterminen sagte, entgegnete sie mir sichtlich genervt: «Ich kann Ihnen das Ende, das Sie sich vor Weihnachten wünschen, nicht herbeizaubern. Aber letztlich ist es Ihre Entscheidung, ob Sie die letzte Bestrahlung machen oder nicht.»

Diese Worte lösten in mir eine tiefe Traurigkeit aus. Ich wollte nicht mehr stark sein müssen, nicht mehr aushalten, nicht mehr abhängig sein. Ich wollte nicht länger auf die Zähne beissen müssen. Alles, wonach ich mich sehnte, war ein Abschluss. Und da meine Kraft abnahm, hätte ich so gerne einen Arzt gehabt, bei dem ich mich einfach hätte fallen lassen und vertrauen können. In diesem Moment konnte ich nichts anderes tun, als mir selbst diese Traurigkeit zu erlauben und sie zu fühlen. Doch diese eine Traurigkeit löste eine Welle weiterer Gründe aus, traurig zu sein, und überrollte mich nun: die Traurigkeit über Freunde und andere mir nahestehende Menschen, die sich ohne ein Lebewohl aus meinem Leben verabschiedet hatten; die Traurigkeit über Umstände, die ich nicht ändern konnte. Ich war traurig über so viele Dinge. Ich hatte keine Kraft mehr, mich weiter mit diesen Gedanken zu beschäftigen. Ich resignierte. Demotiviert absolvierte ich die letzten beiden Bestrahlungen. Ich fühlte mich ausgelaugt, aber ich versuchte immer wieder in mich zu gehen, in meiner Mitte Halt zu finden und reflektierte viel. In einer Meditation erhielt ich die Botschaft: «Die Zeit des Leidens ist jetzt vorbei. Nun beginnt die Zeit des Geniessens und die beste Zeit, die das Leben für dich bereithält.»

Es war ein wohliges Gefühl, eine Sicherheit, ein tiefes Wissen, das mich sanft einhüllte und mein Vertrauen von Tag zu Tag ein wenig mehr wachsen liess.

Auch der Sport und das Fitnessprogramm taten mir gut. Ich nahm meinen Körper wieder bewusster wahr, fühlte ihn und genoss ihn. Es bereitete mir Freude, in einem Körper zu stecken, der langsam aus seinem Winterschlaf erwachte.

Was ich gelernt habe:

○ **Teile deine Sorgen offen mit und sprich aus, was dich belastet:** Nur wenn du dich mitteilst, kannst du Klarheit finden und die richtigen Antworten erhalten. Informiere dich gezielt und suche das Wissen, das du brauchst, um deine Ängste zu bewältigen.

○ **Verstehe Herausforderungen als Chance:** Jede Erfahrung bringt dich weiter. Vertraue darauf, dass das Leben dir stets neue Möglichkeiten für Wachstum und Veränderung bringt.

○ **Gib den Widerstand auf, wenn du deine Grenzen erreichst:** Manchmal liegt wahre Stärke darin, den Moment zu akzeptieren und Frieden in der Akzeptanz zu finden.

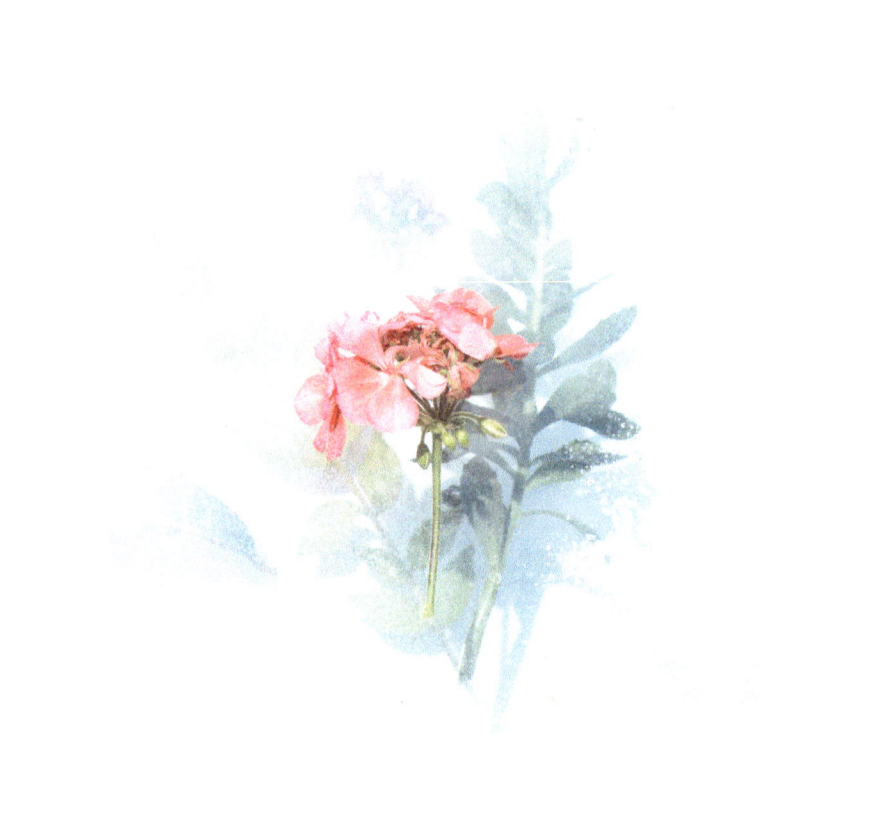

Manchmal muss man ein Kapitel abschliessen,
um eine neue Geschichte zu beginnen.

Ein Jahr voller Herausforderungen und Wachstum

Ich ging nun immer öfter ohne Perücke nach draussen. Es kostete mich zwar viel Überwindung, mich mit kurzen Haaren zu zeigen, aber ich fühlte mich wohler, als weiterhin diesen Fremdkörper auf meinem Kopf zu tragen. Auch wenn ich mit meiner aktuellen Frisur noch nicht zufrieden war, fühlte ich mich ohne Perücke freier. Normalerweise hätte ich mir die Haare nie so kurz geschnitten, und es war mir bewusst, dass ich nun für längere Zeit eine Frisur tragen würde, die ich nicht selbst gewählt hatte.

Das Jahr neigte sich dem Ende zu und damit auch die Therapie. Endlich hatte ich es geschafft! Welch riesiger Stein mir vom Herzen fiel!

Ich blickte auf ein ereignisreiches Jahr zurück. Was für ein Jahr! Fast zwölf Monate voller Krankheit, Leid und Tränen, aber auch voller Wachstum und Heilung lagen hinter mir. Ich empfand Demut – vor mir selbst, vor meiner Leistung, vor meiner Stärke, vor meiner Disziplin und dem Mut, den ich aufgebracht hatte, einen Weg zu gehen, der sich für mich grösstenteils richtig angefühlt hatte. Auch meinem Körper und meinem Leben gegenüber empfand ich Dankbarkeit und Respekt. Es war eine riesige Herausforderung, diese Zeit zu bewältigen, und ich war stolz auf das, was ich geschafft hatte. Doch gleichzeitig verspürte ich auch Angst vor der Zukunft. Werde ich gesund bleiben? Werde ich bleibende Schäden von den Therapien davontragen?

Ich merkte, dass ich dieses Jahr gebührend verabschieden wollte. Nach langem Überlegen entschied ich mich dafür, zwei Briefe zu schreiben: einen an mein altes Ich und einen an den Krebs. Diese Briefe hatte ich zu Hause in einem feuerfesten Gefäss zeremoniell verbrannt. Anschliessend ging ich in einer Meditation in die Dankbarkeit und habe um Heilung, Gesundheit, Fülle, Liebe und Glück für mein weiteres Leben gebeten.

Die Tage waren nach wie vor ein ständiges Auf und Ab der Gefühle. Manchmal erlebte ich Momente voller Freude und Euphorie, doch dann gab es wieder Phasen, in denen die Angst die Oberhand gewann. Dennoch bemühte ich mich, mich meinen Gefühlen bewusst zu stellen – sie zuzulassen und zu spüren, was gerade da war. Ich glaubte daran, dass alles einen bestimmten Grund hatte und nichts davon zufällig geschah. Indem ich mich meinen Ängsten stellte, gewann ich die Zuversicht, dass es weiterging und dass ich noch lange gesund und glücklich leben würde.

Auch wenn ich vielleicht nicht beeinflussen kann, WANN ich sterbe, so kann ich doch immer beeinflussen, WIE ich lebe.

Dann erhielt ich den Abschlussbericht der Bestrahlung. Darin las ich, dass auf eine Antihormontherapie verzichtet werden könne. Dieser Bericht war einen Tag vor dem Besprechungstermin mit meinem Arzt erstellt worden, bei dem mir jedoch geraten wurde, die Antihormontherapie zu beginnen. Zuerst fühlte ich nur Wut – Wut darüber, dass mir so widersprüchlichen Empfehlungen gegeben wurden. Doch dann erinnerte ich mich an die Meditation, in der ich um ein klares Zeichen gebeten hatte, was ich in Bezug auf die Antihormontherapie tun sollte.

Mir wurde bewusst, dass dieses Zeichen nun klarer und deutlicher nicht hätte sein können.

Einige Zeit nach Erhalt des Berichts hatte ich wieder einen Termin beim behandelnden Arzt. Ich sprach das Thema der Antihormontherapie an und teilte ihm die widersprüchlichen Aussagen im Bericht mit. Der Arzt überprüfte die Unterlagen und stellte fest, dass der Bericht einen Fehler enthielt. Die Aussage darin war falsch, erklärte er, und wiederholte, dass er mir die Antihormontherapie von Anfang an empfohlen hatte.

Bei einer späteren Kontrolle kam das Thema erneut auf, und der gleiche Arzt sagte, meine Entscheidung sei nachvollziehbar, da die Antihormontherapie aufgrund meiner niedrigen Hormon-Sensibilität weniger relevant sei. Auch eine eingeholte Zweitmeinung bestätigte diese Einschätzung. Diese verschiedenen Erfahrungen und die unterschiedlichen Ansichten der Ärzte verdeutlichten mir jedoch, dass ich nicht bereit war, fünf Jahre lang Medikamente einzunehmen, wenn sich selbst die Ärzte nicht wirklich einig waren und ihre Meinung darüber immer wieder änderten.

Der Jahresabschluss rückte näher und war von vielen verschiedenen Ereignissen und Themen geprägt. Ein besonders wichtiges Thema, das mich weiterhin beschäftigte, war die Selbstliebe – ein Thema, das durch die Hypnosetherapie immer mehr an Bedeutung gewann. Ein Satz aus einem Video blieb mir besonders im Gedächtnis: «Selbstliebe ist vielleicht nicht sofort möglich, aber die Selbstabwertung können wir stoppen, durch Akzeptanz und Anerkennung.»

Ich glaube, viele von uns empfinden Selbstliebe als eine grosse Herausforderung und suchen nach Wegen, sich selbst mehr Wertschätzung zu schenken. Vielleicht ist der erste Schritt dabei nicht, sich selbst sofort bedingungslos zu lieben, sondern den inneren Kritiker zu beruhigen und die eigenen Gedanken bewusst in eine positive Richtung zu lenken.

Rückblickend war die Selbstliebe für mich das zentrale Thema während meiner Erkrankung. Auch andere Brustkrebspatientinnen, mit denen ich später in Kontakt stand, bestätigten diesen Eindruck bei sich selbst. Es scheint, dass Selbstliebe für viele von uns während der Krankheit eine wichtige Rolle spielt. Sie ist ein Schlüssel für Heilung und Wohlbefinden. Der Weg dorthin ist ein kontinuierlicher Prozess, der viel Geduld, Empathie und Achtsamkeit erfordert, aber er führt zu einer tieferen Verbindung mit sich selbst und einem stärkeren Gefühl von Frieden und Akzeptanz.

Auch spürte ich, wie Ideen und Projekte in mir aufzuleben begannen. Endlich wagte ich es, mich selbst und meine Ideen zu verwirklichen. Früher hätte ich lange gezögert, vieles hinterfragt und es schliesslich sein gelassen, weil mir zu viele Gegenargumente eingefallen wären. Doch jetzt handelte ich einfach, ohne den Zweifeln Raum zu geben. Der Gedanke, dieses Buch zu schreiben, kehrte immer wieder zurück – ich hatte so viele Erfahrungen und Einsichten gewonnen, die ich mir zu Beginn meiner Reise selbst gewünscht hätte. Vielleicht könnte ich damit anderen helfen und ihren Weg etwas erleichtern.

Gleichzeitig wurde mir auch bewusst, dass meine Belastbarkeit nachgelassen hatte. Früher war ich es gewohnt, Stress und Druck auszuhalten und die Kontrolle zu bewahren. Heute fühle ich mich oft schnell überfordert, wenn mehrere Dinge gleichzeitig auf mich zukommen, und gerate leicht aus dem Gleichgewicht.

Dies führte mich zur Frage: Ist Belastbarkeit wirklich ein erstrebenswertes Ziel oder nur eine gesellschaftliche Erwartung? Natürlich lässt sich nicht jeder Stress vermeiden, aber umso wichtiger ist es, Strategien zu entwickeln, die den Umgang damit erleichtern.

Folgende Punkte, haben mich rückblickend dabei unterstützt, wieder in einen «normalen» Alltag zu finden:

- **Grenzen setzen:** Um die eigene Energie einzuteilen, darfst du Grenzen setzen und dich klar abgrenzen, von Dingen, die dir nicht guttun oder noch nicht möglich sind.
- **Hilfe annehmen:** Oft ist dein Umfeld froh, dir helfen zu können, da sie mit der Situation vielleicht ebenfalls überfordert sind. Nutze diese Möglichkeit und lerne, gezielt um Hilfe zu bitten.
- **Wohlbefinden steigern:** Überlege, was dir Freude bereitet, und gestalte deinen Alltag bewusst so, dass du Stress abbauen kannst. Schaffe dir gezielt Inseln der Auszeit, in denen du dich erholen kannst.

Mein 40. Geburtstag! Wie sehr ich mich darauf gefreut hatte! Zum einen, weil ich erkannt hatte, dass Altern ein Privileg ist, das nicht jedem vergönnt ist, und zum anderen, weil es für mich ein Neubeginn bedeutete. In der Numerologie fand ich ebenfalls Bestätigung für dieses Gefühl, da ich in ein 1er-Jahr startete. Ein 1er-Jahr symbolisiert in der Numerologie einen neuen Zyklus, einen Neubeginn. Ein turbulentes Jahrzehnt lag hinter mir – vieles war schön, doch das letzte Jahr war besonders herausfordernd. Ab jetzt sollte es nur noch besser werden. Das anschliessende Geburtstagsfest war grossartig. Ich war umgeben von so vielen wunderbaren Menschen, die mich das ganze Jahr über unterstützt hatten. Es tat mir richtig gut, das Leben zu feiern und diesen Neubeginn zu zelebrieren.

Schliesslich konnte ich auch meine Therapie in einer komplementären Klinik beginnen, die ganz in meiner Nähe lag. Durch Mikronährstoffanalysen[53], gezieltes Auffüllen von Nährstoffmängeln, Ozontherapie[54], Vitamin-C-Infusionen, Misteltherapie[55] und Enzympräparate[56] spürte ich endlich, dass sich jemand wirklich für mein langfristiges Wohl interessiert. Es ging nicht nur darum, irgendwelche ärztlichen Richtlinien und Studien zu befolgen, um nicht wieder krank zu werden. Es ging um MICH. Es gab Raum für meine Gefühle und mein Befinden. Es ging um meine Gesundheit, um mein Heilungspotenzial und darum, den Körper maximal zu stärken. Und ich konnte aktiv etwas dazu beitragen.

Ich weiss nicht, was die Zukunft noch alles für mich bereit hält und manchmal erfüllt mich dieser Gedanke mit Angst. Doch eines habe ich gelernt: Man erkennt erst, wie stark man wirklich ist, wenn stark sein die einzige Option ist.

Das vergangene Jahr hat mir gezeigt, dass persönliches Wachstum und innere Veränderung oft bedeuten, Menschen, Dinge und Umstände loszulassen, die nicht mehr zu meinem Weg passen. Es war nicht einfach, diese Verluste zu akzeptieren, aber im Loslassen fand ich schliesslich Frieden – sowohl mit ihnen als auch mit mir selbst. Ich erkannte, dass ich weder andere verändern noch mich selbst verbiegen musste und vor allem, dass ich keine Erwatungen mehr erfüllen, sondern mein eigenes Leben leben wollte.

Ich gehe meinen Weg weiter, Schritt für Schritt, zurück in ein Leben, das sich nun leichter, gesünder und stimmiger anfühlt. Es ist ein Neuanfang, den ich mir selbst erschaffen habe – und genau das gibt mir Kraft und Zuversicht.»

Was ich gelernt habe:

○ **Erkenne deine Leistung an und sei stolz auf das, was du geschafft hast:** Nimm dir bewusst Zeit, um anzuerkennen, was du bisher bewältigt hast. Deine Stärke, dein Durchhaltevermögen und dein Mut verdienen Anerkennung – von dir selbst mehr als von jedem anderen.

○ **Verabschiede dich von der Erkrankung und vom Leid und versuche, ohne diese weiterzugehen:** Lass die Krankheit und den Schmerz bewusst los. Sie waren ein Teil deines Weges, doch nun ist es an der Zeit, frei davon weiterzugehen und dich auf deine Heilung, deine Zukunft und dein «Wofür» zu konzentrieren.

○ **Du kannst vielleicht nicht beeinflussen, wann du stirbst, aber immer, wie du lebst:** Konzentriere dich darauf, wie du jeden Moment deines Lebens füllen möchtest. Dein Lebensstil, deine Einstellung und deine Entscheidungen liegen in deiner Hand – mache das Beste aus jedem Tag.

○ **Feiere das Leben und zelebriere den Neuanfang:** Erlaube dir, das Leben in vollen Zügen zu geniessen. Jede neue Phase ist eine Chance, dich zu erneuern, und es ist wertvoll, das zu feiern – mit all der Freude, die du dir erarbeitet und verdient hast.

2. Teil

PRAKTISCHE WERKZEUGE FÜR DEINEN WEG

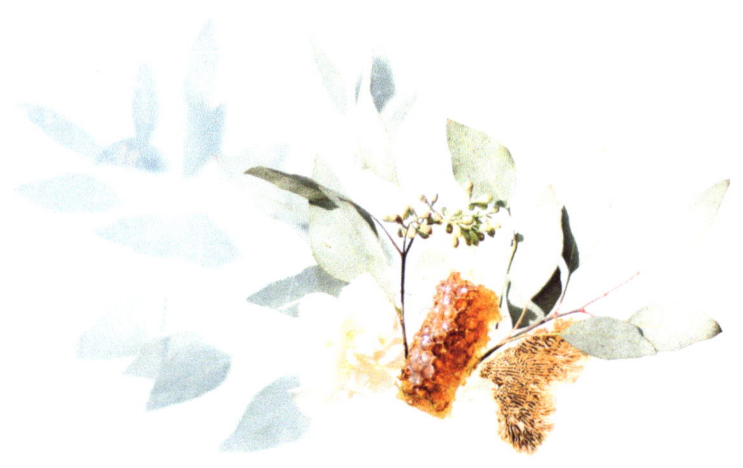

Geist beherrscht Materie.[57]

Dieser Satz verdeutlicht, wie tiefgreifend unser Denken und das innere Bewusstsein die äussere Welt beeinflussen können. Ursprünglich in östlichen Philosophien wie dem Buddhismus und Hinduismus verwurzelt, hat dieser Gedanke auch die moderne Selbstheilung geprägt, wie sie etwa von Dr. Joe Dispenza beschrieben wird. Er zeigt auf, dass wir durch bewusste Lenkung unserer Gedanken und Überzeugungen positive Veränderungen herbeiführen können – und dass wahre Heilung sowie Selbstbestimmung nur möglich sind, wenn wir lernen, unseren Geist aktiv zu steuern. Dieser Ansatz zeigt, dass unser Geist das Fundament bildet, auf dem unser Leben aufbaut.

Damit wird «Geist beherrscht Materie» zur Brücke zwischen meiner persönlichen Geschichte und dem praktischen Teil dieses Buches. Der zweite Teil hat das Ziel, den Geist durch Übungen, Meditationen und Informationen in eine neue Richtung zu lenken – hin zu selbstbestimmtem Handeln und einer klaren Ausrichtung auf Lösungen und Heilung. Dieser Prozess beginnt oft mit kleinen, bewussten Schritten: Wir setzen uns ein Ziel und richten uns darauf aus, auch wenn der Weg dorthin zunächst unklar bleibt.

Du kannst aus den kommenden Übungen genau das auswählen, was dich in diesem Moment anspricht. Nutze die Meditationen oder Informationen immer dann, wenn du sie brauchst, und erinnere dich daran: Die Lenkung deines Geistes ist der Schlüssel, um deinem Leben eine neue Richtung zu geben – im Einklang mit deinen eigenen Werten und Zielen.

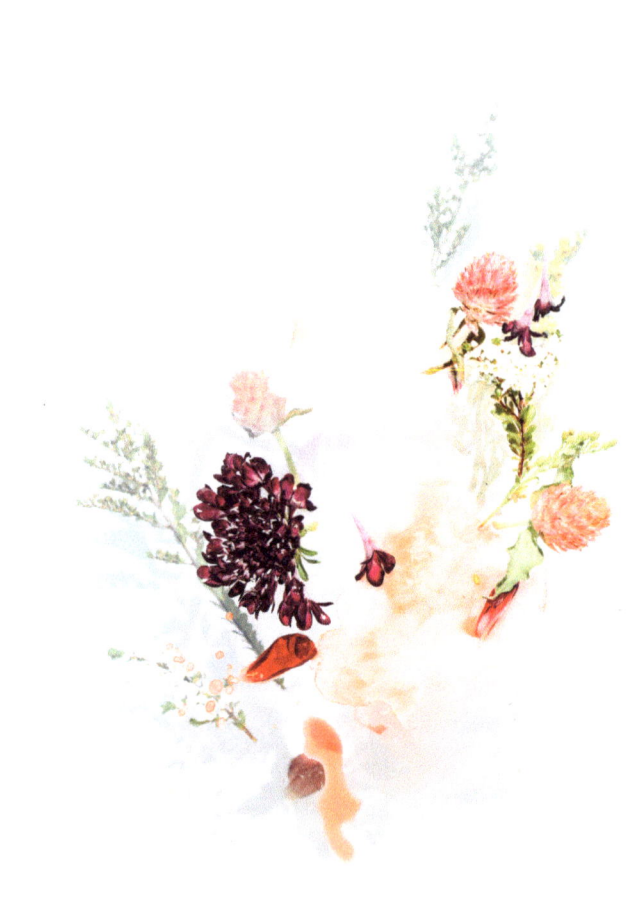

MEDITATIONEN UND WEITERE ÜBUNGEN

Unter nachfolgendem Link findest du Meditationen und Übungen als Datei zum Downloaden:

Meditationen:

- Annehmen und Akzeptieren was ist.
- Selbstheilungskräfte aktivieren
- Glaubensmuster auflösen.
- Yoga Nidra.
- Verbinde dich mit deinem zukünftigen Ich.
- Entscheidung treffen.
- Kraft tanken durch die 4 Elemente.
- Ängste.
- Körper beseelen.
- Karmische Themen gehen lassen.
- Aktive- oder Schüttelmeditation – Loslassen.

○ Frieden und Harmonie finden.

○ Sich mit den richtigen Menschen verbinden.

○ Vertrauen.

○ Selbstliebe.

○ Krankheit und altes Ich verabschieden.

Übungen:

○ Reflexionsübung: Handelst du proaktiv oder reaktiv für deine Gesundheit?

○ Übung: reude-Liste erstellen.

○ Reflexionsübung: Werte.

○ Reflexionsübung: Deine Gesundheit.

○ Übung: Strichmännchen-Methode – Gesundes- und Krankes- Ich energetisch voneinander trennen.

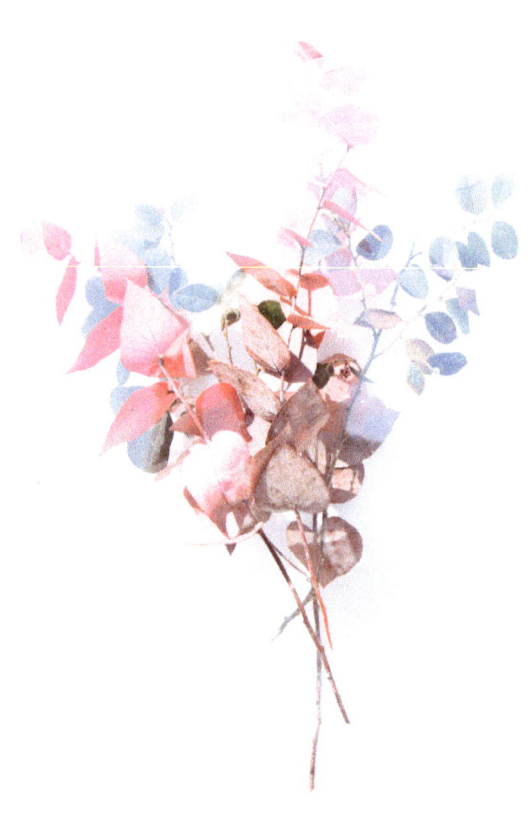

ÜBUNGEN

Übung: Erlaube dir, Nichts tun zu müssen

Beschreibung:

Diese Übung bietet dir die Möglichkeit, einen Moment des Loslassens und der inneren Ruhe zu erleben. Sie lädt dich ein, alle Erwartungen und den Druck, stark sein zu müssen, abzustreifen. Indem du deine Gefühle zulässt, ohne sie zu bewerten oder verändern zu wollen, schaffst du Raum für echte Selbstakzeptanz. Ziel ist es, dich einen Moment von äusseren und inneren Anforderungen zu befreien und dir zu erlauben, einfach zu fühlen, was gerade in dir präsent ist. So kannst du deinen Fokus anschliessend wieder auf Lösungen und Heilung ausrichten.

Anleitung:

Finde einen bequemen Ort:

Suche dir einen ruhigen, angenehmen Platz, an dem du dich zurückziehen kannst. Vielleicht möchtest du dich in eine Decke einkuscheln oder einen vertrauten Gegenstand bei dir haben, der dir Trost spendet.

Erlaubnis zum Loslassen:

Sage dir bewusst: «Ich erlaube mir, nichts zu tun.» Lasse alle Erwartungen los, die du an dich selbst hast. Du musst jetzt nichts tun, nicht stark sein, nicht handeln und auch nichts verbessern. Es ist in Ordnung, einfach zu sein.

Gefühle zulassen:

Spüre in dich hinein. Welche Gefühle kommen hoch? Egal, ob es Trauer, Wut, Angst oder Erschöpfung ist – erlaube dir, diese Gefühle zuzulassen, ohne sie zu unterdrücken. Wenn du weinen möchtest, weine. Wenn du schreien möchtest, schreie. Wenn du einfach nur in der Stille sein möchtest, lasse es geschehen.

Setze eine zeitliche Begrenzung:
Erlaube dir, für eine bestimmte Zeit in diesem Zustand des «Nichts tun Müssens» zu bleiben. Das können 15 Minuten, eine Stunde oder auch ein ganzer Tag sein – so lange, wie es für dich passt. Setze dir aber bewusst eine Grenze, um irgendwann aufzustehen und dich dann dem Heilungsprozess zu widmen.

Der Übergang zur Heilung:
Nach dieser Zeit des Innehaltens richte dich wieder auf. Sage dir selbst: «Ich bin bereit, mich jetzt auf meine Heilung zu konzentrieren.» Nutze die Kraft, die du aus deiner Erlaubnis gewonnen hast, um neue Energie und Fokus für deine Gesundheit zu finden.

Übung: Glaubensmuster hinterfragen und transformieren

Beschreibung:
Diese Übung, angelehnt an eine Übung von O. Carl Simonton aus seinem Buch *Auf dem Wege der Besserung*, unterstützt dich dabei, negative Überzeugungen und Glaubenssätze über Krebs oder deine Gesundheit zu identifizieren, zu hinterfragen und sie durch positive, heilungsfördernde Überzeugungen zu ersetzen. Ziel ist es, Glaubensmuster und Erfahrungen von anderen Menschen oder deinem alten Ich

von deiner persönlichen Wahrheit zu trennen und so Raum für positive Veränderungen in deinem Denken zu schaffen.

Anleitung:

Erstelle eine Liste mit 3 Spalten:

Nimm ein Blatt Papier. Zeichne drei Spalten, die du für die folgenden Schritte nutzen wirst.

1. **Spalte – Überzeugungen und Glaubenssätze:**

In die erste Spalte schreibst du alle Sätze, Überzeugungen oder Aussagen, die dir im Zusammenhang mit Krebs oder deiner Gesundheit einfallen. Denk an Dinge, die du in deinem Umfeld gehört hast – vielleicht von Verwandten, Freunden oder Ärzten – oder an Geschichten, die dir sonst über Krebs erzählt wurden. Schreibe alle Überzeugungen auf, die dir spontan in den Sinn kommen, wie z. B.:

«Krebs ist immer tödlich.»

«Chemotherapie zerstört den Körper.»

«Krebs ist unheilbar.»

2. **Spalte – Ist das wahr?**

Nun hinterfrage in der zweiten Spalte, ob diese Überzeugungen tatsächlich wahr sind. Ist es wirklich so, was dieser Satz beschreibt? Denke kritisch darüber nach, ob es auch andere Fälle gibt, die dieser Überzeugung widersprechen. Beispiele:

«Krebs ist immer tödlich.» – Nein, es gibt viele Menschen, die nach einer Krebsdiagnose geheilt wurden.

«Chemotherapie zerstört den Körper.» – Sie hilft vielen Menschen, Krebs zu besiegen.

«Krebs ist unheilbar.» – Nein, viele Krebsarten sind behandelbar und heilbar.

3. Spalte – Trifft das auf mich zu?

In der dritten Spalte reflektierst du, ob diese Überzeugungen überhaupt auf DICH zutreffen. Es ist wichtig, zu erkennen, dass jede Person eine einzigartige Lebensgeschichte, Gesundheit und innere Stärke hat. Nur weil jemand anderes eine bestimmte Erfahrung gemacht hat, heisst das nicht, dass diese auch auf dich zutrifft. Beispiele:

«Krebs ist immer tödlich.» – Nein, das trifft nicht auf mich zu. Ich habe meine eigene Stärke und viele Menschen überleben Krebs.

«Chemotherapie zerstört den Körper.» – Ich habe einen starken Körper, der sich regenerieren kann und auf Heilung ausgerichtet ist.

«Krebs ist unheilbar.» – Ich vertraue auf die Heilungsmöglichkeiten, die es gibt, und arbeite aktiv an meiner Gesundheit.

Identifiziere die besonderen Sätze:

Nachdem du deine Liste erstellt hast, markiere die Glaubenssätze, die dich emotional besonders berühren, verunsichern oder belasten. Diese Glaubensmuster könnten tiefer verwurzelt sein und erfordern besondere Aufmerksamkeit. Gleichzeitig kannst du die positiv formulierten Sätze bewusst hervorheben und ihnen mehr Gewicht geben. Wenn du möchtest, kannst du mit der Meditation «Glaubensmuster auflösen» aus dem Meditationsbereich diese Sätze transformieren.

Übung: Trauern – Schaffe dir Raum für deine Trauer

Beschreibung:

Diese Übung hilft dir, deine Trauer nicht zu unterdrücken, sondern sie bewusst zu fühlen. Gleichzeitig ist es wichtig, dir auch wieder Momente zu schaffen, in denen du dich von der Trauer erholst und neuen Mut schöpfst. Ziel ist es, der Trauer gezielt Raum zu geben, damit sie dich nicht überwältigt. Indem du deine Traurigkeit bewusst zulässt und erlebst, förderst du deinen Heilungsprozess, ohne dass sie deinen Alltag bestimmt.

Anleitung:

Plane deine Trauerzeit:

Nimm dir bewusst Zeit, in der du deinen Gefühlen Raum gibst. Diese Dauer richtet sich nach deinem Bedürfnis und kann beispielsweise täglich 10 Minuten dauern. Plane diese Trauerzeit wie einen festen Termin in deinen Tagesablauf ein.

Wähle einen sicheren Ort:

Suche dir einen Ort, an dem du dich wohl und ungestört fühlst. Das kann dein Bett sein, ein Lieblingssessel, ein Ort in der Natur oder ein spezieller Raum für dich allein. Wichtig ist, dass du dich an diesem Ort sicher fühlst und deine Emotionen frei fliessen lassen kannst.

Erlaube dir, alles zu betrauern:

Während deiner Trauerzeit darf alles sein, was dich bewegt. Erlaube dir, die Veränderungen und Verluste zu betrauern, die du gerade erlebst. Sei es ein Abschied von bestimmten Lebensgewohnheiten, körperliche Veränderungen oder die Herausforderungen, denen du dich stellen musst.

Lass die Tränen fliessen:

Gib deinen Gefühlen Ausdruck, indem du weinst oder einfach in der Stille mit deinen Gedanken bist. Erlaube dir, alles loszulassen, ohne dich zu zensieren oder zurückzuhalten. Du musst jetzt nicht stark sein. In diesem Moment darfst du einfach traurig sein.

Sei dir selbst eine Freundin:

Zeige dir Selbstmitgefühl, anstatt dich zu verurteilen. Stelle dir vor, du würdest ein Kind trösten. Sei sanft zu dir selbst, nimm dich in den Arm und biete dir die emotionale Unterstützung, die du jetzt gerade brauchst.

Schliesse die Trauerzeit ab:

Sobald deine Trauerzeit vorüber ist, atme tief durch und schliesse sie bewusst ab. Es kann hilfreich sein, dich sanft daran zu erinnern, dass es in Ordnung ist, auch wieder in den Alltag zurückzukehren und Kraft aus schönen Momenten zu schöpfen oder dich aktiv um deine Gesundheit zu sorgen.

Übung: Muster in Beziehungen erkennen und verändern

Beschreibung:

Diese Übung hilft dir, wiederkehrende Muster in deinen zwischenmenschlichen Beziehungen zu erkennen, zu verstehen und neue, gesunde Verhaltensweisen zu entwickeln. Das Ziel ist es, dir alte Muster in deinen Beziehungen bewusst zu machen, sie zu durchbrechen und in ähnlichen Situationen achtsam und gesund zu reagieren.

Anleitung:

Beobachtung und Analyse:

Denke an ein aktuelles Gespräch oder eine Situation, das bzw. die dich emotional aufgewühlt hat. Was ist passiert? Wie hast du dich gefühlt? Vergleiche mit ähnlichen Situationen aus der Vergangenheit: Gibt es wiederkehrende Muster oder Gefühle?

Frage dich, was diese Muster über deine Beziehungen und deine Reaktionen aussagen. Was kannst du daraus lernen? Gibt es Ängste oder Unsicherheiten, die dahinterstecken?

Neue Verhaltensweisen entwickeln:

Überlege, wie du in ähnlichen Situationen anders reagieren könntest. Was könntest du verändern, um deinen Bedürfnissen entsprechend zu handeln? Entwickle klare Sätze, die dir helfen, deine Gefühle ruhig und selbstbewusst auszudrücken.

Unterstützung und emotionale Regulation:

Welche Techniken (z. B. Atemübungen) helfen dir, in schwierigen Gesprächen ruhig und zentriert zu bleiben? Welche Unterstützung brauchst du, um in Zukunft anders zu reagieren?

Übung: Gefühle im Alltag bewusst fühlen

Beschreibung:

Diese Übung unterstützt dich dabei, im Alltag achtsam mit deinen Gefühlen umzugehen, sie bewusst wahrzunehmen und anzunehmen, statt sie zu verdrängen oder dich abzulenken. Das Ziel ist, bewusster auf deine Emotionen zu achten, deine Bedürfnisse klarer zu erkennen und mehr im Einklang mit dir selbst zu leben.

Anleitung:

Achtsamkeit im Alltag:

Gehe bewusst durch deinen Tag und achte auf deine Gefühle. Welche Emotionen tauchen in verschiedenen Situationen auf? Wann neigst du dazu, dich von deinen Gefühlen abzulenken (z. B. mit dem Handy, Essen oder Gesprächen)?

Gefühle bewusst wahrnehmen:

Nimm dir in ruhigen Momenten Zeit, um die Gefühle zu spüren, die gerade da sind. Lege das Handy weg oder halte inne in dem, was du gerade tust. Schliesse die Augen und konzentriere dich auf dein Inneres. Spüre das Gefühl im Körper: Wo sitzt es? Wie fühlt es sich an?

Gefühle zulassen:

Lass die Emotionen zu, die auftauchen. Wenn du weinen möchtest, lass die Tränen fliessen. Wenn du lachen willst, erlaube dir das. Es ist in Ordnung, einfach zu fühlen, was gerade da ist.

Bedürfnisse erkennen:

Erkenne, welche Bedürfnisse hinter deinen Gefühlen stehen. Was brauchst du gerade in diesem Moment? Ruhe, Trost, Freude, Nähe?

Übung: Liebevoll die Wahrheit sagen[58]

Beschreibung:

Diese Übung hilft dir, deine Wahrheit klar und liebevoll zu kommunizieren. Sie unterstützt dich darin, in Gesprächen authentisch aufzutreten und deine Bedürfnisse deutlich zu machen, ohne dich zu stark zurückzunehmen oder dich verunsichern zu lassen. Das Ziel ist es, deine Wahrheit zu vertreten und gleichzeitig in der Verbindung mit deinem Gegenüber achtsam und respektvoll zu bleiben, auch wenn unterschiedliche Meinungen bestehen. Diese Anleitung *Liebevoll die Wahrheit sagen* stammt von Lea Hamann.

Gehe davon aus, dass dein Gegenüber wohlwollend ist:

Nimm nicht die Haltung ein, dass das Gespräch von vornherein negativ verläuft. Oft entwickeln sich Gespräche positiv, wenn du ohne Vorurteile oder negative Erwartungen in sie hineingehst.

Nutze Ich-Botschaften:

Rede von deinen Gefühlen und Bedürfnissen. Sag zum Beispiel: «Ich fühle mich …», anstatt «Du machst immer …». Du-Botschaften wirken wie Vorwürfe und führen oft zu Konflikten.

Erläutere klar und einfach deine Wahrheit:

Drücke dich klar aus und bleibe bei dem, was dir wichtig ist. Lass dich nicht von der Meinung deines Gegenübers ablenken oder verunsichern. Halte an dem fest, was du kommunizieren möchtest.

Erwarte nicht, dass dein Gegenüber Verständnis zeigt oder deinen Erwartungen entspricht:

Akzeptiere, dass du deine Wahrheit hast und dein Gegenüber seine. Es geht nicht darum, dass dein Gegenüber dir zustimmt, sondern dass du ehrlich und klar deine Wahrheit vertrittst.

Übung: Die 4-6-Atemtechnik[59]

Beschreibung:

Die 4-6-Atemtechnik ist eine effektive Methode, um das parasympathische Nervensystem zu aktivieren und Stress abzubauen. In stressigen Situationen kann der Sympathikus überaktiv sein, was zu Anspannung und einem «Kampf oder Flucht»-Gefühl führt. Mit dieser Atemübung kannst du den Parasympathikus aktivieren, der für Ruhe und Entspannung verantwortlich ist. Ziel dieser Technik ist es, dein Nervensystem zu beruhigen und in den Regenerationsmodus zu wechseln, was zu innerer Ruhe und Ausgeglichenheit führt. Die 4-6-Atemtechnik nach Dr. Ph. D. Gary Bruno Schmid, kann mehrmals täglich angewendet werden, um das Gleichgewicht zwischen Anspannung und Entspannung zu fördern.

Anleitung:

Finde einen ruhigen Ort:

Setze oder lege dich bequem hin. Auch im Stehen kannst du diese Übung durchführen, wenn nötig.

Schliesse die Augen:

Wenn möglich schliesse deine Augen, um den Fokus besser nach innen zu richten.

Atme ein:

Atme tief und ruhig durch die Nase ein und zähle dabei innerlich bis 4. Stelle dir vor, wie du Ruhe und Gelassenheit in deinen Körper einatmest.

Atme aus:

Atme ohne Pause langsam und vollständig durch die Nase aus, während du bis 6 zählst. Die verlängerte Ausatmung hilft, den Sympathikus zu beruhigen und den Parasympathikus zu aktivieren.

Wiederhole die Übung:

Setze diesen Atemrhythmus für 5–10 Minuten fort oder bis du merkst, dass du dich entspannter fühlst.

Beobachte die Wirkung:

Achte darauf, wie dein Körper sich während der Übung verändert. Du wirst bemerken, wie deine Herzfrequenz sinkt, deine Muskeln sich entspannen und du dich innerlich ruhiger fühlst.

Übung: Was bedeuten Weiblichkeit, Männlichkeit oder Diversität für dich?

Beschreibung:

Diese Übung lädt dich ein, gesellschaftliche Rollenbilder zu reflektieren, die du möglicherweise übernommen hast, und deine eigene Sichtweise zu entdecken, um ein authentisches Leben zu führen. Ziel ist es, deine Vorstellungen von Weiblichkeit, Männlichkeit oder Diversität zu hinterfragen und bewusst zu entscheiden, welche Eigenschaften du in dir fördern möchtest. Die Übung ist für alle Menschen offen, unabhängig von Geschlechtsidentität oder -ausdruck, und bietet Raum, individuelle Wege zu finden um dein authentisches Selbst zu entfalten.

Finde einen ruhigen Ort oder gehe spazieren:

Wähle einen Platz, an dem du dich entspannen kannst – ob draussen in der Natur oder an einem ruhigen Ort drinnen.

Reflektiere über Weiblichkeit, Männlichkeit, Diversität:

Was bedeuten Weiblichkeit, Männlichkeit und Diversität für dich persönlich?

Welche gesellschaftlichen Rollenbilder oder Erwartungen hast du vielleicht unbewusst übernommen?

Welche dieser Eigenschaften passen wirklich zu dir und deinem Leben?

Finde deine eigenen Eigenschaften:

Was macht dich aus in deiner Weiblichkeit, Männlichkeit oder einem anderen Geschlechtsausdruck?

Welche Eigenschaften, die als weiblich, männlich oder divers gelten, möchtest du bewusst in dir fördern?

Wie kannst du diese Eigenschaften in dein Leben integrieren, um dich ganzheitlich und authentisch zu leben?

Übung: Klarheit schaffen – Dein Weg zu neuer Kraft und Gesundheit

Beschreibung:

Diese Übung hilft dir, einen klaren Blick auf deine aktuelle Situation zu gewinnen und gezielt Schritte zu unternehmen, um deine innere Stärke und Gesundheit zu fördern. Ziel ist es, sowohl die inneren als auch die äusseren Veränderungen zu erkennen, die notwendig sind, um dein Wohlbefinden nachhaltig zu verbessern.

Anleitung:

Das Problem benennen:

Setze dich an einen ruhigen Ort und frage dich: Was ist gerade mein Problem? Nimm dir Zeit, deine Gefühle und Gedanken zu erkennen und aufzuschreiben. Welche Emotionen kommen hoch? Welche Gedanken kreisen in deinem Kopf?

Bedürfnisse definieren:

Frage dich: Was wünsche ich mir in dieser Situation?
Was brauchst du von dir selbst, um das Problem anzugehen? Welche Unterstützung oder Veränderung wünschst du dir von anderen Menschen in deinem Leben? Formuliere diese Bedürfnisse klar und deutlich.

Aktiv für deine Wünsche eintreten:

Setze dir das Ziel, jeden Tag etwas für deine Wünsche zu tun – auch wenn es nur ein kleiner Schritt ist. Schreibe dir auf, was du heute tun kannst, um deinem Wunsch näherzukommen. Kleine, konsequente Schritte führen langfristig zu grossen Veränderungen.

Übung: Deinen Kraftort finden

Beschreibung:

Ein Kraftort ist ein Ort, an dem du dich sicher, geborgen und wohl fühlst. Dieser Platz kann ein realer Ort sein, den du gerne besuchst, oder ein Ort, den du dir in deiner Fantasie vorstellst. Er bietet dir die Möglichkeit, neue Energie zu schöpfen und innere Ruhe zu finden. Das Ziel dieser Übung ist es, diesen Kraftort bewusst als Anker in deinem Leben zu nutzen, um dich regelmässig zu regenerieren und deine innere Stärke zu fördern.

Anleitung:

Überlege, an welchen Orten du dich besonders wohl fühlst – das kann in der Natur oder in der Stadt sein. Welches Element, gibt dir besonders viel Kraft? Wähle einen Platz, der dir ein gutes Gefühl vermittelt und dich belebt. Besuche diesen Ort regelmässig - sei es physisch oder in deiner Vorstellung. Wenn du dich erschöpft oder gestresst fühlst, nimm dir bewusst Zeit für dich. Schliesse die Augen, atme tief durch und lass deinen Körper durch die Vorstellung oder den tatsächlichen Besuch entspannen, während er neue Energie aufnimmt. Du kannst auch die Meditation "Kraft tanken durch die 4 Eelemente" im Meditationsbereich nutzen.

Übung: Deinen Körper an Spiel, Spass und Leichtigkeit erinnern

Beschreibung:

Diese Übung erinnert dich an die Freude und Leichtigkeit, die du als Kind in deinem Körper erlebt hast. Ziel ist es, durch spielerische Bewegung wieder in Kontakt mit diesen positiven Erfahrungen zu kommen. Du lernst, deinem Körper neue, fröhliche Erlebnisse zu schenken, ihn zu stärken und mit frischer Energie sowie Lebensfreude zu füllen, während du gleichzeitig mögliche Schwere oder Anspannung loslässt.

Anleitung:

Denke zurück an deine Kindheit: Was hast du damals mit deinem Körper getan, das dir Spass gemacht hat? Überlege, was dir heute Freude bereiten würde, um diese Leichtigkeit wieder zu spüren. Probiere es aus — tanze, springe, balanciere, hüpfe oder bewege dich so, wie es sich für dich leicht anfühlt. Erwecke deinen Körper spielerisch zum Leben und spüre, wie er sich wieder mit Freude und Lebendigkeit füllt.

Übung: Vergebungsübung

Beschreibung:

Diese Übung unterstützt dich dabei, dir selbst oder einer bestimmten Person in deinem Leben zu vergeben. Sie hilft dir, alte Lasten loszulassen und inneren Frieden zu finden. Die vier Sätze des Ho'oponopono[60] – eine hawaiianische Vergebungstechnik – haben das Potenzial, Heilung und Harmonie in deine Beziehungen – sowohl zu dir selbst als auch zu anderen – zu bringen. Ziel dieser Übung ist es, emotionale Belastungen leichter loszulassen, so dass du inneren Frieden finden und Vergebung auf einer tiefen Ebene erfahren kannst.

Anleitung:

Finde einen ruhigen Ort:

Setze dich an einen ruhigen Ort, schliesse die Augen und atme tief ein und aus. Überlege, wem du vergeben möchtest. Vielleicht ist es eine bestimmte Person oder möglicherweise dir selbst.

Spüre deine Gefühle:

Spüre in die Situation und lass die mit der Situation verbundenen Gefühle zu, egal ob Wut, Trauer oder Enttäuschung.

Sprich die vier Sätze:

Sehe diese Person vor deinem inneren Auge und wiederhole die vier Sätze des Ho'oponopono in Gedanken:

Es tut mir leid.

Bitte vergib mir.

Ich liebe dich.

Danke.

Loslassen:

Sprich diese Sätze so oft, bis du eine friedvollere Stimmung in dir spürst und du merkst, wie die Last nachlässt. Visualisiere, wie bestenfalls die negative Energie zwischen dir und der Person verschwindet und Frieden entsteht. Wiederhole diese Übung so oft, wie es dir guttut.

Warum diese Sätze?

Jeder dieser Sätze hat eine tiefe Bedeutung:

Es tut mir leid: Ausdruck von Mitgefühl.

Bitte vergib mir: Die Fähigkeit, loszulassen.

Ich liebe dich: Liebe als Ausdruck der Wahrheit.

Danke: Du schliesst den Prozess mit Dankbarkeit ab und wertschätzt den Heilungsprozess.

Übung: Finde dein «Wofür»

Beschreibung:

Diese Übung ist entscheidend, um deinem Leben eine klare Richtung zu verleihen und dich auf das Wesentliche zu konzentrieren. Ziel ist es, dein «Wofür» als treibende Kraft zu nutzen, um den Sinn deines Lebens zu erkennen und dich auf deine Ziele und Wünsche zu fokussieren. Sie gibt dir Klarheit und erinnert dich daran, dass dein Leben wertvoll ist, dass du eine aktive Rolle dabei spielst und du es nach deinen eigenen Vorstellungen gestalten kannst und darfst.

Anleitung:

Nimm dir Zeit für dich:

Finde einen ruhigen Moment, in dem du ungestört bist. Setze dich hin, atme tief ein und aus, und lass deine Gedanken frei fliessen.

Frage dich selbst:

Was ist mein «Wofür»? Was treibt mich an? Was gibt meinem Leben Sinn? Was möchte ich noch erleben?
Welche Werte sind zentral für mein Leben? Welche Gefühle möchte ich erleben? Denke an Dinge und Momente, die du unabhängig von anderen Menschen verwirklichen möchtest, und an Situationen, in denen du dich besonders lebendig, glücklich oder erfüllt fühlst.

Schreibe 2–3 Punkte auf, die nur dich betreffen:

Auch wenn deine Kinder oder Familie Teil deines «Wofürs» sein können – du kannst sie auch aufschreiben. Konzentriere dich jedoch darauf, 2–3 Punkte zu finden, die nur dich persönlich betreffen. Was möchtest du unabhängig von deinen Rollen als Partner, Elternteil oder Freund noch erreichen? Was ist dein «Wofür» zu leben?

Lass dir Zeit:

Diese Übung muss nicht sofort zu einer endgültigen Antwort führen. Gib dir Raum und Zeit, um dein «Wofür» zu entdecken. Es darf sich auch im Laufe der Zeit verändern und wachsen.

Übung: Glaubenssätze erkennen und verändern

Beschreibung:

Diese Übung hilft dir, negative oder unbewusste Glaubenssätze zu erkennen, die deinen Alltag beeinflussen. Ziel ist es, negative Glaubensmuster zu identifizieren, ihren Ursprung zu verstehen und sie in positive, stärkende Überzeugungen zu transformieren. So kannst du deine Gedanken bewusst lenken und neue, gesunde Glaubenssätze entwickeln, die dich im Alltag unterstützen.

Anleitung:

Sammeln der Glaubenssätze:

Lege dir ein Notizbuch oder ein Blatt Papier bereit, idealerweise an einem Ort, an dem du es regelmässig siehst, wie zum Beispiel in der Küche oder auf deinem Schreibtisch. Schreibe jeden Glaubenssatz, der dir tagsüber in den Sinn kommt, auf. Es können Sätze sein wie: «Ich bin nicht gut genug», «Das schaffe ich nie», oder «Ich muss immer perfekt sein». Mach dies über ein paar Tage hinweg, und sammle deine Sätze, ohne sie zu bewerten.

Hinterfrage den Glaubenssatz:

Nimm dir deine Liste zur Hand und gehe jeden Glaubenssatz einzeln durch. Frage dich: Wozu habe ich diesen Glaubenssatz? Was gibt er mir? Wieso ist er in meinem Leben? Was ist das Positive daran? Auch wenn diese Glaubenssätze negativ erscheinen, können sie eine Schutzfunktion erfüllen oder eine Rolle spielen, die dir in der Vergangenheit geholfen hat, schwierige Situationen zu meistern.

Den Glaubenssatz umschreiben:
Formuliere nun jeden Glaubenssatz in eine positive, unterstützende Version um, die dir dient und dich stärkt. Beispiel: «Ich bin nicht gut genug» wird zu «Ich bin stark und fähig, alles zu meistern, was auf mich zukommt». Schreibe diesen neuen Glaubenssatz auf und verinnerliche ihn.

Übung in den Alltag integrieren:
Lies deine umgeschriebenen Glaubenssätze regelmässig durch und sage sie laut. Je mehr du sie wiederholst, desto mehr werden sie dein neues, positives Mindset stärken. Versuche entsprechend des neuen Glaubenssatzes im Alltag auch zu Handeln.

Übung: Familiäre Muster transformieren

Beschreibung:
Diese Übung hilft dir, familiäre Muster zu erkennen und bewusst zu entscheiden, welche du loslassen und welche du annehmen möchtest. Ziel ist es, dir Klarheit über deine Prägungen zu verschaffen und deinen Fokus auf das Positive zu lenken, das du in dein Leben einladen möchtest. Dadurch schaffst du Raum für das, was dir Kraft und Freude bringt.

Negative Eigenschaften aufschreiben:

Nimm ein Blatt Papier oder ein Notizbuch und erstelle zwei Spalten: eine für mütterlicherseits und eine für väterlicherseits. Schreibe alles auf, was du als belastend oder negativ von deiner Mutter, deinem Vater, deinen Grosseltern, Geschwistern oder anderen Verwandten wahrgenommen hast. Achte darauf, ob sich Muster über Generationen hinweg wiederholen.

Positive Eigenschaften aufschreiben:

Auf einem weiteren Blatt, in zwei weiteren Spalten (mütterlicherseits und väterlicherseits) notiere alles, was dir ein gutes Gefühl gegeben hat oder welche positiven Eigenschaften du an deinen Familienmitgliedern bewunderst. Dies können Stärken, Werte oder Verhaltensweisen sein, die du gerne in dein Leben integrieren möchtest.

Loslassen der negativen Eigenschaften:

Wähle eine Methode, um die negativen Eigenschaften bewusst loszulassen. Du kannst z. B. ein Ritual durchführen, bei dem du die Liste der negativen Punkte zeremoniell verbrennst oder dich mit einer starken Intention von diesen Mustern verabschiedest. Du kannst auch die Meditation nutzen im Meditationsbereich. Sprich innerlich oder laut aus, dass du dich bewusst von diesen negativen Mustern trennst und bereit bist, ohne sie weiterzugehen. Handle entsprechend in deinem Alltag.

Positive Eigenschaften willkommen heissen:

Fokussiere dich auf die positiven Eigenschaften und setze eine klare Intention, diese in dein Leben einzuladen. Kreiere ein kleines Ritual, bei dem du die positiven Eigenschaften zeremoniell in dein Leben einlädst, z. B. durch eine Visualisierung, in der du dir vorstellst, wie sie nun ein Teil deines Lebens werden und wie du damit in deinem Alltag handelst. Du kannst diesen Prozess du durch Meditationen, das Sprechen von Affirmationen oder dem Aufschreiben und Aufhängen der positiven Eigenschaften unterstützen.

Übung: Deine Potenziale entdecken

Beschreibung:

Diese Übung hilft dir, deine Potenziale und Fähigkeiten bewusst zu erkennen und zu benennen. Oft konzentrieren wir uns auf unsere Schwächen, doch hier wirst du ermutigt, deinen inneren Schatz – deine Stärken und Talente – zu entdecken. Ziel ist es, ein klareres Bild deiner Stärken zu entwickeln, dein Selbstvertrauen zu stärken und deine Fähigkeiten gezielt in deinem Leben einzusetzen. Dies unterstützt dich dabei, selbstbewusster und resilienter deinen Weg zu gehen.

Anleitung:

Finde einen ruhigen Moment:

Setze dich an einen gemütlichen Ort oder gehe spazieren.

Reflektiere deine Potenziale:

Überlege, welche Fähigkeiten du im Laufe deines Lebens entwickelt hast oder in herausfordernden Situationen nutzen konntest. Denke dabei vor allem an persönliche Stärken wie Durchhaltevermögen, Empathie, Kreativität oder ähnliches.

Schreibe deine Potenziale auf:
Notiere deine Stärken und Talente. Welche dieser Fähigkeiten haben dir schon oft geholfen? Welche möchtest du in Zukunft stärker nutzen oder weiterentwickeln? Wie können dich diese Potenziale womöglich im Genesungsprozess unterstützen?

Nutze deine inneren Ressourcen:
Erkenne, dass deine Stärken deine inneren Ressourcen sind, die dir in schwierigen Zeiten helfen können.

Übung: Die liegende Acht – Resilienz stärken

Beschreibung:
Diese Übung, angelehnt an das Buch Resilienz – *Dein Körper zeigt dir den Weg* hilft dir, dich zwischen Herausforderungen und deinen Ressourcen hin- und herzubewegen, ohne in der Schwere stecken zu bleiben. Das Ziel ist es, eine Balance zwischen dem, was dich belastet, und dem, was dich stärkt, zu finden. Du musst dich nicht in Problemen verlieren, denn du verfügst über Ressourcen, die dir Kraft geben und dir helfen, resilient zu bleiben. Durch das bewusste Hin- und Herschwingen zwischen Herausforderungen und Stärken lernst du, regelmässig zu deinen Ressourcen zurückzukehren, um neue Energie zu tanken. Diese Übung fördert dein Bewusstsein für die Balance zwischen Her-

ausforderungen und Ressourcen, stärkt deine Resilienz und hilft dir, in schwierigen Zeiten Kraft zu schöpfen.

Anleitung:

Zeichne die liegende 8:

Nimm ein Blatt Papier im Querformat und zeichne eine liegende 8 (auch als Unendlichkeitssymbol bekannt).

Belastungen aufschreiben:

Auf die linke Seite der 8 schreibst du alles auf, was dich momentan belastet – Probleme, Herausforderungen, Ängste oder negative Gefühle.

Ressourcen aufschreiben:

Auf die rechte Seite der 8 notierst du alle deine Ressourcen und Kraftquellen – Menschen, Orte, Dinge, die dir guttun, sowie deine Fähigkeiten und Werte.

Blick hin und her schwingen lassen:

Nimm dir einen Moment Zeit und lasse deinen Blick entlang der 8 hin und her schwingen – von den Belastungen zu deinen Ressourcen und wieder zurück.

Kraft schöpfen:

Erkenne, dass die Herausforderungen da sein dürfen, du aber immer wieder Kraft schöpfen kannst, indem du dich bewusst auf die positiven Ressourcen fokussierst.

Spüre die Leichtigkeit:

Schwinge hin und her, ohne auf einer Seite zu verharren, bis du spürst, dass der belastende Zustand leichter wird oder du dich kraftvoller fühlst.

Übung: Unterstützende Gefühle

Beschreibung:

Diese Übung lädt dich ein, aktiv nach positiven Gefühlen zu suchen, die dir in diesem Moment Kraft und Unterstützung bieten. Ziel dieser Übung ist es, dich auf positive Emotionen zu konzentrieren, die dein Wohlbefinden steigern. So lernst du, deine Gefühle bewusst wahrzunehmen, zu spüren, was du brauchst, und dies genau zu benennen.

Anleitung:

Finde Ruhe:

Setze dich an einen ruhigen Ort, an dem du nicht gestört wirst. Nimm dir einen Moment, um tief ein- und auszuatmen, und lass dabei bewusst alle Anspannung von dir abfallen.

Frage dich, welche unterstützenden Gefühle du gerade brauchst:

Lass die Frage in dir nachklingen: Welche unterstützenden Gefühle brauche ich in diesem Moment? Welches Gefühl würde mir jetzt guttun? Achte darauf, was in dir auftaucht – vielleicht ist es ein Gefühl von Freude, Vertrauen, Ruhe oder Geborgenheit.

Benenne die Gefühle:

Sobald du die Gefühle wahrgenommen hast, die dich stärken könnten, benenne sie bewusst. Du kannst sie laut oder leise für dich aussprechen oder aufschreiben, um ihnen eine klarere Form zu geben und sie stärker in dein Bewusstsein zu rücken.

Lade die Gefühle ein:

Schliesse die Augen und stelle dir eine Situation vor, in der du dieses Gefühl bereits erlebt hast. Lasse die Erinnerung lebendig werden und spüre, wie sich das Gefühl in deinem Körper und Geist immer mehr ausbreitet.

Fühle die unterstützenden Emotionen:

Bleibe so lange wie möglich in diesem Gefühl. Spüre, wie es dich stärkt und nährt. Wenn du bereit bist, öffne die Augen wieder und kehre langsam zurück. Wiederhole diese Übung, wann immer du das Bedürfnis verspürst, dich selbst mit positiven Emotionen zu unterstützen.

Visualisierungsübung: Erschaffe dir dein Leben

Beschreibung:

Diese Visualisierungsübung hilft dir, deine Wünsche klar zu formulieren und sie durch regelmässige Vorstellungen lebendig zu machen. Ziel ist es, eine greifbare Verbindung zu dem zu schaffen, was du im Leben erreichen möchtest. So stärkst du deinen Glauben an deine Fähigkeiten und dein Selbstvertrauen, um dein Leben nach deinen Vorstellungen zu gestalten und zum Schöpfer deiner eigenen Realität zu werden.

Ruhiger Ort & Entspannung:

Finde einen ruhigen Platz, an dem du ungestört bist. Setze dich bequem hin, schliesse deine Augen. Atme tief ein und aus, um in einen entspannten Zustand zu kommen.

Wünsche klar formulieren:

Stelle dir die Frage: Was wünsche ich mir für mein Leben? Lasse diese Frage in dir wirken und empfange alle Antworten, ohne darüber nachzudenken, ob sie realistisch sind.

Visualisiere deine Wünsche:

Stelle dir nun lebendig vor, dass deine Wünsche bereits wahr geworden sind. Betrachte dich selbst in dieser Zukunft, als ob du bereits in deinem erfüllten Leben wärst. Male dir die Details aus und gehe einen «normalen» Alltag durch: Wie sieht dein Leben aus? Wo bist du? Was tust du? Wer ist bei dir? Stell dir vor, wie du dich in dieser Situation bewegst, was du siehst, hörst und riechst. Wichtig dabei ist, dass du die Gefühle spürst, die dich in diesem Moment durchströmen. Fühle die Freude, Dankbarkeit, Zufriedenheit oder Leichtigkeit, die du hast, wenn dein Wunsch Wirklichkeit geworden ist. Lass die Emotionen so intensiv wie möglich aufkommen, als ob es jetzt schon Realität wäre. Je deutlicher du diese Gefühle und Bilder erlebst, desto stärker wird der Eindruck in deinem Unterbewusstsein und desto mehr lenkst du dein Handeln und Denken in Richtung deiner Wünsche.

Regelmässig wiederholen:

Übe die Visualisierung täglich oder so oft wie möglich. Je häufiger du die Übung machst, desto stärker wird dein Vertrauen in die Erfüllung deiner Wünsche.

Loslassen & Vertrauen:
Lass los, wie deine Wünsche genau in Erfüllung gehen sollen, und vertraue darauf, dass das Leben den richtigen Weg findet.

Übung: Intuitives Spüren bei Medikamenten oder Behandlungen

Beschreibung:
Diese Übung unterstützt dich dabei, eine Entscheidung über Medikamente oder Behandlungen zu treffen, indem du auf die Signale deines Körpers achtest. Ziel ist es, dein Körpergefühl zu stärken und darauf zu vertrauen, so dass du Klarheit darüber gewinnst, welche Behandlungsoptionen am besten zu dir passen. Durch diese bewusste Auseinandersetzung förderst du das Gefühl der Kontrolle über deine Gesundheit und triffst Entscheidungen, die im Einklang mit deiner Intuition stehen.

Anleitung:

Finde Ruhe:
Setz dich an einen ruhigen Ort, schliesse die Augen und atme tief ein und aus, um dich zu entspannen.

Medikament in die Hand nehmen:

Halte das Medikament oder denke intensiv an die Behandlung oder die Sache, die du in Erwägung ziehst. Spüre in deinen Körper hinein.

Fühle die Reaktion:

Achte auf körperliche Empfindungen – spürst du Entspannung, Anspannung, Wärme oder Unbehagen? Welche Gefühle tauchen auf – Angst, Ruhe oder Ablehnung?

Frage dich selbst:

Ist dieses Medikament/diese Behandlung das Richtige für mich? Warte auf das erste Gefühl oder Bild, das in dir auftaucht.

Zeichen deuten:

Notiere, was du gespürt hast. Vertraue darauf, was dein Körper dir sagt. Wenn du möchtest, bitte um ein klares und dir verständliches Zeichen in der kommenden Zeit damit du weisst, was du tun sollst.

Übung: Der Coach und das Spiel des Lebens

Beschreibung:

In dieser Übung wirst du dazu eingeladen, dein Leben aus zwei Perspektiven zu betrachten: Erstens als deinen Coach, der dir wertvolle Lektionen erteilt, und/ oder als ein Spiel, in dem du strategisch den nächsten Zug planen musst. Ziel dieser Übung ist es, deine Perspektive zu verändern und nach Lösungen zu suchen. Durch diesen Wechsel in der Denkweise förderst du kreative Problemlösungen und stärkst dein Selbstbewusstsein im Umgang mit herausfordernden Lebenssituationen.

┌─ **Anleitung:** ─────────────────────────────────────

Setze dich an einen ruhigen Ort und frage dich:

Wenn mein Leben ein Coach wäre, was möchte es mir jetzt beibringen? Nimm dir Zeit, über die aktuellen Herausforderungen nachzudenken und welche Lektionen sie möglicherweise enthalten.

Alternativ oder zusätzlich, stell dir vor, dein Leben wäre ein Spiel. Frage dich: Was wäre mein nächster und geschicktester Spielzug? Visualisiere, wie du die Situation meisterst und überlege, welche konkreten Schritte du im Alltag umsetzen kannst.

Visualisierungsübung zum Loslassen

Beschreibung:

In dieser Übung hast du die Möglichkeit, alte Belastungen und negative Energien symbolisch loszulassen, um Raum für Neues zu schaffen. Durch eine gezielte Visualisierung wirst du in der Lage sein, emotionalen Ballast aufzulösen. Das Ziel dieser Übung ist es, negative Energien bewusst zu transformieren und einen inneren Wandel zu vollziehen.

Ruhiger Ort:

Setze dich an einen ruhigen Ort, atme tief ein und entspanne dich.

Visualisierung der Truhe:

Stelle dir vor, dass vor dir eine wunderschöne Truhe steht. Diese Truhe ist der Ort, an dem du all deine Sorgen, Ängste und Belastungen ablegen kannst.

Inhalt der Truhe:

Beginne all deine negativen Gedanken und Emotionen in diese Truhe zu legen, und schliesse die Truhe anschliessend zu.

Bewegung der Truhe:

Stelle dir vor, wie sich die Truhe in Bewegung setzt und vor deinem inneren Auge entlang einer grossen liegenden Acht schwebt. Verfolge ihre Bewegung mit deinen Augen, solange es sich für dich angenehm anfühlt.

Langsame Rückkehr:

Werde dann immer langsamer, bis die Truhe schliesslich wieder vor deinen Füssen zum Stillstand kommt.

Öffne die Truhe:

Öffne die Truhe langsam und schaue, was sich jetzt darin befindet.

Übung: Selbstliebe stärken

Beschreibung:

Diese Übung ermöglicht es dir, den Fokus auf dich selbst zu richten und zu erkennen, wie wichtig du bist. Sie fördert dein Bewusstsein für Selbstliebe und Eigenfürsorge. Das Ziel dieser Übung ist es, dir klarzumachen, dass es entscheidend ist, dich selbst zu lieben und zu schätzen, und dass du immer an erster Stelle stehen solltest. Selbstfürsorge und Selbstliebe sind wichtige Elemente für dein Wohlbefinden und deine Heilung.

Anleitung:

Ruhiger Ort:

Nimm dir einen Moment Zeit und setze dich mit einem Papier und Stift an einen ruhigen Ort.

Liste erstellen:

Schreibe die 10 wichtigsten Menschen in deinem Leben auf. Nimm dir Zeit, wirklich darüber nachzudenken, wer dir wichtig ist. Lies erst dann weiter.

Reflexion:

Nachdem du die Liste erstellt hast, schaue sie dir an. Hast du dich selbst an erster Stelle auf die Liste gesetzt?

Selbstwert erkennen:

Wenn nicht, frage dich: «Warum habe ich mich nicht hinzugefügt?» Erkenne, dass du in deinem Leben immer an erster Stelle stehen solltest.

Position ändern:

Wenn du es nicht getan hast, setz dich an die Spitze deiner Liste und anerkenne deinen Wert.

Übung: Briefe an deine Krankheit und dein altes Ich

Beschreibung:

Diese Übung lädt dich ein, dich auf tiefere Weise mit deinem Heilungsprozess auseinanderzusetzen und Altes loszulassen. Indem du zwei Briefe schreibst – einen an deine Krankheit und einen an dein altes Ich – kannst du deine Gefühle, Gedanken und inneren Ballast ausdrücken und reflektieren. Das Ziel dieser Übung ist es, dich emotional und geistig von der belastenden Vergangenheit zu befreien. Sie schafft Raum für Reflexion, innere Klarheit und Heilung, so dass du gestärkt aus diesem Prozess hervorgehst.

Anleitung:

Ruhiger Ort:

Setze dich an einen ruhigen Ort, an dem du ungestört bist.

Brief an die Krankheit:

Schreibe zunächst einen Brief an deine Krankheit, als wäre es eine Person, ein Wesen oder eine Gestalt. Drücke aus, wie du dich fühlst, was du durch sie gelernt hast, was du loslassen möchtest und welche Wünsche du für deine Zukunft hast.

Brief an dein altes Ich:

Schreibe anschliessend einen Brief an dein altes Ich. Reflektiere über die Person, die du vor deiner Krankheit warst, und was du ihr mit deinem jetzigen Wissen sagen möchtest. Vielleicht möchtest du ihr danken, vergeben, ihr Mut zusprechen oder dich verabschieden.

Abschluss der Übung:

Nimm dir für jeden Brief die Zeit, die du brauchst. Schliesse die Übung ab, indem du die Briefe bewusst weglegst oder symbolisch verbrennst, um den Prozess des Loslassens zu vollziehen.

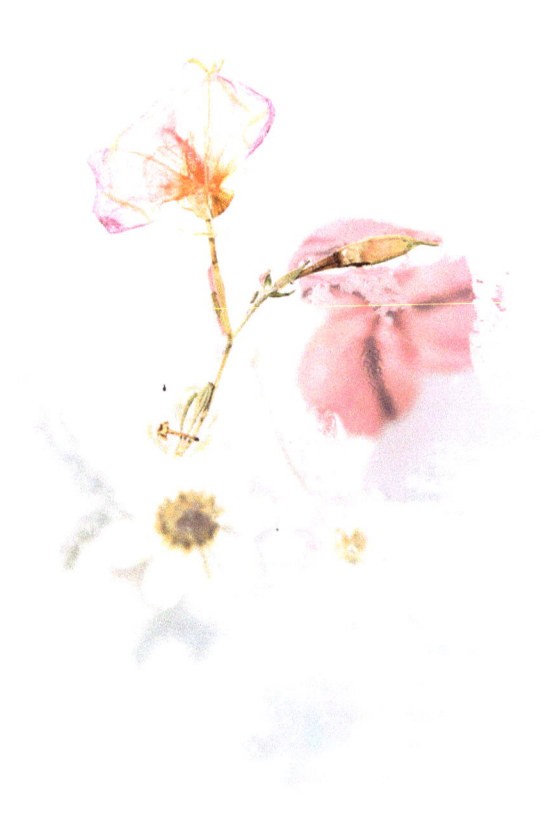

WEITERFÜHRENDE THEORETISCHE INHALTE

Was ist Epigenetik?

Epigenetik ist ein Teilgebiet der Biologie, das sich mit Prozessen beschäftigt, die die Aktivität von Genen beeinflussen. Sie untersucht, wie Umweltfaktoren die Eigenschaften von Zellen und den Aktivitätszustand von Genen verändern können. Vereinfacht ausgedrückt beschreibt die Epigenetik den Umgang mit unseren genetischen Voraussetzungen. Indem wir unsere genetischen Dispositionen kennen, können wir durch unser Verhalten und unsere Lebensweise beeinflussen, ob bestimmte Gene «ein- oder ausgeschaltet» werden.

Diverse Umweltfaktoren können die Genaktivität modulieren, was erklärt, warum selbst Menschen mit identischem Erbgut (Zwillinge) unterschiedliche Krankheitsrisiken oder Lebensverläufe haben können (siehe auch Filmtipp).

Die wichtigsten Einflussfaktoren, die unsere Genaktivität (Epigenetik) beeinflussen:

1. **Ernährung:** Was wir essen, hat direkten Einfluss auf unsere Epigenetik. Eine ausgewogene Ernährung, reich an Vitaminen, Mineralstoffen, Antioxidantien und Omega-3-Fettsäuren, kann die Genexpression positiv beeinflussen. Bestimmte Nahrungsmittel (z. B. Brokkoli und Grüntee) enthalten Stoffe, die die Aktivierung von Genen unterstützen, die für den Schutz vor Krankheiten wie Krebs verantwortlich sind.

2. **Stress:** Chronischer Stress beeinflusst epigenetische Mechanismen und kann die Aktivität von Genen verändern, die mit dem Immunsys-

tem und der Stressreaktion verbunden sind. Stress kann Entzündungsprozesse fördern, die das Risiko für verschiedene Krankheiten erhöhen.

3. **Schlaf:** Schlafmangel kann die Genexpression verändern und das Risiko für chronische Erkrankungen wie Diabetes und Herz-Kreislauf-Erkrankungen erhöhen. Ausreichend Schlaf trägt zur Aufrechterhaltung eines gesunden Zustands bei.

4. **Umwelteinflüsse:** Schadstoffe wie Umweltgifte, Chemikalien, Tabakrauch und Luftverschmutzung, können epigenetische Veränderungen auslösen. Diese Veränderungen können langfristige Auswirkungen auf die Gesundheit haben, einschliesslich eines erhöhten Risikos für Krebs und andere chronische Erkrankungen.

5. **Bewegung:** Regelmässige körperliche Aktivität kann die Genexpression positiv beeinflussen. Bewegung fördert Prozesse, die für den Stoffwechsel, die Zellreparatur und das Immunsystem wichtig sind und reduziert das Risiko für Herzkrankheiten, Diabetes sowie Krebs.

6. **Toxine:** Der Kontakt mit giftigen Substanzen wie Schwermetallen, Pestiziden oder Medikamenten kann Veränderungen auslösen, die das Risiko für Krankheiten erhöhen. Dies zeigt sich besonders bei Berufsfeldern, die regelmässig mit solchen arbeiten.

7. **Emotionen und mentale Gesundheit:** Positive Emotionen und eine gesunde mentale Einstellung können die Genexpression positiv beeinflussen. Während negative Emotionen wie Angst und Depressionen Veränderungen auslösen können und damit das Risiko für chronische Krankheiten erhöhen.

8. **Soziale Interaktionen:** Soziale Bindungen und Beziehungen können ebenso eine wichtige Rolle spielen. Positive soziale Umgebungen können die Gesundheit durch epigenetische Prozesse fördern, während Isolation oder Einsamkeit sich negativ auswirken können.

9. **Alter:** Mit zunehmendem Alter verändern sich epigenetische Marker. Diese Veränderungen können zu einer erhöhten Anfälligkeit für altersbedingte Krankheiten führen, wie z. B. Krebs oder neurodegenerative Erkrankungen.

Diese Faktoren beeinflussen die «Schalter», die unsere Gene aktivieren oder deaktivieren und bestimmen somit, wie unsere Gene sich auf die Gesundheit auswirken.

Die sieben hermetischen Prinzipien

Die sieben hermetischen Prinzipien basieren auf der philosophischen Grundlage der Hermetik, einer spirituellen Lehre, die tief in antiken Traditionen verwurzelt ist. Erstmals wurden sie 1908 im Buch *The Kybalion*, das von drei anonymen Autoren verfasst wurde, systematisch beschrieben. Diese Prinzipien bieten ein Modell, das die Zusammenhänge des Lebens verdeutlicht und dessen Aussagen Parallelen zu verschiedenen religiösen und philosophischen Traditionen aufweisen. Wer sich dieser universellen Gesetze bewusst ist, kann die Richtung seines Lebens gezielt und aktiv mitgestalten.

1. **Das Prinzip der Schöpfung:** Dieses grundlegende Gesetz besagt, dass der Ursprung unseres Lebens geistiger Natur ist. Unsere Gedanken sind es, die Veränderungen in Gang setzen und Neues erzeugen können. Sie erschaffen das Bild, das du von dir und anderen hast. Willst du dein Leben verändern, fange bei deinen Gedanken an. Wie soll deine Welt aussehen?

2. **Das Prinzip der Resonanz:** Erst wer sich selbst wandelt, kann seine Aussenwelt verändern. Das ist die wesentliche Aussage dieses Prinzips. Es fusst auf der Vorstellung, dass Gleiches sich anzieht, während Ungleiches sich abstösst. Hast du gemäss dem Prinzip der Schöpfung deine Gedanken ausgerichtet, wird sich die Aussenwelt ganz von selbst umgestalten. Du wirst Gleichgesinnte finden und die Dinge anziehen, die du dir wünschst.

3. **Das Prinzip der Schwingung:** Stillstand existiert nicht. Selbst Dinge, die unbeweglich erscheinen, schwingen auf atomarer Ebene. Diesem Prinzip folgend ist die Frequenz deiner eigenen Schwingung entscheidend, um dein Leben nach deinen Vorstellungen gestalten zu können. Stelle dir deine Gedanken als Schwingung vor. Was du denkst, beeinflusst die Frequenz dieser Schwingung. Und damit auch, welche Resonanz deine Schwingung bei anderen auslösen wird.

4. **Das Prinzip der Polarität:** Wo Licht ist, ist auch Schatten. Gut und Böse bilden immer zwei Gegenpole, die ohne einander nicht existieren können. Das wiederum impliziert, dass Gegensätze im Grunde doch identisch sind, da sie lediglich unterschiedliche Betrachtungsweisen darstellen. Mache dir klar, dass Gut und Böse nicht existieren. Entscheidend ist der Blickwinkel, aus dem du dein Leben betrachtest.

5. **Das Prinzip des Rhythmus:** Dieses Gesetz ist eng verbunden mit dem der Polarität. Es besagt, dass der Schwerpunkt ständig von einem Pol zum anderen schwingt. So entsteht ein immerwährender Kreislauf, der unser Leben bestimmt. Im Alltag bedeutet dieses Prinzip, dass alles, was du erlebst, vergänglich ist. Egal, ob du gerade glücklich oder traurig bist. Es wird nicht von Dauer sein. Schätze

folglich die schönen Augenblicke deines Lebens. Mach dir bewusst, dass Krisenzeiten vorübergehen werden.

6. **Das Prinzip von Ursache und Wirkung:** Nichts passiert ohne Grund. Das will uns dieses Prinzip lehren. Alles, was wir tun, wirkt auf andere. Das, was andere tun, sind Ursachen für alles, was wir selbst erleben. Damit stehen sämtliche Prozesse des Lebens miteinander im Zusammenhang. Auf jede Aktion folgt eine Reaktion. Mache dir das für dein eigenes Handeln bewusst und gehe achtsam mit dem um, was du in die Welt entsendest.

7. **Das Prinzip des Geschlechts:** Genauso wie das Yin-Yang-Symbol, richtet sich dieses Prinzip nach der Vorstellung, dass alles männliche und weibliche Eigenschaften miteinander vereint. Wir benötigen beides, um unsere schöpferische Kraft zu entfalten. Erkenne die weiblichen und männlichen Anteile deiner Persönlichkeit an. Nur gemeinsam bilden sie eine Einheit, die dir dabei hilft, eine schöpferische Kraft zu entfalten.

Was hat es mit Yin und Yang auf sich?

Das Yin-und-Yang-Symbol repräsentiert die dualistische Natur des Universums und die Balance zwischen gegensätzlichen, aber sich ergänzenden Kräften. Die Begriffe Yin und Yang kommen ursprünglich aus der chinesischen Philosophie. Jede Farbe und jeder Punkt im Symbol haben eine besondere Bedeutung:

FARBEN:

- ⟲ **Schwarz (Yin):** Steht für Dunkelheit, das Weibliche, Passivität, Kälte, Nacht, Mond und Wasser. Es symbolisiert das Empfangen und die Ruhe. Yin repräsentiert die sanfte und oft verborgene Seite der Natur.
- ⟲ **Weiss (Yang):** Steht für Helligkeit, das Männliche, Aktivität, Wärme, Tag, Sonne und Feuer. Es symbolisiert das Geben, Bewegung und Energie. Yang repräsentiert die kraftvolle, sichtbare Seite der Natur.

PUNKTE:

- ⟲ **Schwarzer Punkt in Yang:** Dieser Punkt zeigt, dass auch innerhalb von Yang immer ein Teil von Yin vorhanden ist. Keine Kraft existiert isoliert von ihrem Gegenteil. In der Helligkeit gibt es Dunkelheit.
- ⟲ **Weisser Punkt in Yin:** Ebenso zeigt dieser Punkt, dass auch in Yin ein Teil von Yang enthalten ist. Selbst in der Ruhe existiert eine Spur von Aktivität.

Das Yin-und-Yang-Symbol vermittelt die Idee, dass alle Dinge miteinander verbunden sind und sich gegenseitig beeinflussen. Es geht um Harmonie und Balance, nicht nur um Gegensätze. Beide Kräfte sind notwendig, um das Gleichgewicht des Lebens aufrechtzuerhalten. Das Symbol erinnert daran, dass Veränderung und Dynamik zum Leben gehören und Harmonie immer bewahrt werden sollte.

Die vier Elemente

- ⟲ **Wasser:** Steht für Emotionen, Tiefe und Veränderung. Es symbolisiert das Fliessen des Lebens und die Kraft der Reinigung.

- **Erde:** Steht für Stabilität, Halt und Verwurzelung. Sie repräsentiert das Fundament des Lebens, auf dem alles wächst und gedeiht.
- **Luft:** Steht für den Geist, den Atem und die Freiheit. Sie symbolisiert den ständigen Austausch von Gedanken und die Bewegung des Lebens.
- **Feuer:** Steht für Transformation, Energie und Leidenschaft. Es symbolisiert den Antrieb und die Kraft, Dinge in Bewegung zu setzen und zu erneuern.

Resilienz

Resilienz ist die Fähigkeit, sich von Rückschlägen nicht entmutigen zu lassen und schnell wieder auf die Beine zu kommen. Der englische Ausdruck «to bounce back» beschreibt treffend, wie resiliente Menschen nach schwierigen Situationen wieder Kraft finden. Ihre psychische Widerstandsfähigkeit ähnelt der eines Flummis: Sie verfügen über Mechanismen, die ihnen nicht nur helfen, Herausforderungen zu bewältigen, sondern sich danach auch zu regenerieren und ein erfülltes Leben zu führen. Die gute Nachricht ist: Resilienz lässt sich trainieren!
Eine der bekanntesten Methoden zur Stärkung der Resilienz basiert auf den sogenannten *7 Säulen der Resilienz,* die helfen, innere Stärke zu entwickeln und widerstandsfähiger zu werden.

DIESE 7 SÄULEN DER RESILIENZ LAUTEN:

1. **Optimismus:** Optimismus bedeutet nicht nur positives Denken, sondern auch, sich selbst in schwierigen Momenten zu erlauben, negative Emotionen wie Trauer oder Enttäuschung zu empfinden und dann auch weiterhin an das Gute zu glauben. Ein realistischer Optimismus stärkt das Immunsystem und sorgt dafür, dass man sich schneller erholt.

2. **Lösungsorientierung:** Resiliente Menschen richten ihren Fokus auf Lösungen und nicht auf Probleme. Indem man Ressourcen erkennt, die eigene Zukunft visualisiert und die Vergangenheit loslässt, kann man auch aus schwierigen Situationen Wege herausfinden.

3. **Verantwortung übernehmen:** Verantwortung für das eigene Leben zu übernehmen, bedeutet, aus Fehlern zu lernen und Entscheidungen zu treffen, die den eigenen Bedürfnissen entsprechen. Fehler anzuerkennen und sich auf Lösungen zu konzentrieren, stärkt das Selbstvertrauen.

4. **Zukunftsorientierung:** Zukunftsorientierte Menschen setzen sich Ziele und planen ihre nächsten Schritte. Sie haben eine Vision für ihre Zukunft, die ihnen helfen, auch in schwierigen Zeiten motiviert zu bleiben. Ziele zu visualisieren und Zwischenziele festzulegen, bietet Klarheit und Struktur.

5. **Netzwerkorientierung:** Beziehungen und soziale Bindungen stärken die Resilienz. Niemand sollte Herausforderungen allein bewältigen müssen. Ein starkes Netzwerk aufzubauen, das einem Unterstützung bietet, wenn man sie braucht, ist entscheidend.

6. **Akzeptanz:** Ein wichtiger Teil der Resilienz ist die Akzeptanz von Dingen, die man nicht ändern kann. Indem man lernt, sich nicht an Unveränderlichem aufzureiben, sondern den Fokus auf das zu richten, was man beeinflussen kann, wird viel Energie gespart und für positive Veränderungen genutzt.

7. **Opferrolle verlassen:** Resiliente Menschen lassen sich nicht in die Opferrolle drängen. Sie erkennen, dass sie selbst Einfluss auf ihr Leben haben und die Macht, ihre Situation zu verändern.

Resilienz ist somit die Fähigkeit, trotz Rückschlägen immer wieder aufzustehen und weiterzumachen. Diese innere Stärke kann durch gezieltes Training entwickelt werden. Es geht nicht darum, keine Schwierigkeiten mehr zu haben, sondern darum, besser mit ihnen umzugehen. Wer Resilienz trainiert, verbessert nicht nur seine psychische Widerstandskraft, sondern auch seine körperliche Gesundheit, indem er optimistischer, lösungsorientierter und selbstbewusster durchs Leben geht.

Die Triade von Tony Robbins

Die Triade von Tony Robbins ist ein Konzept, das darauf abzielt, den emotionalen Zustand durch drei Hauptfaktoren zu beeinflussen: Physiologie, Fokus und Sprache. Diese drei Komponenten können zusammen genutzt werden, um positive Emotionen zu erzeugen und das persönliche Wohlbefinden zu verbessern:

1. PHYSIOLOGIE

Definition: Die Art und Weise, wie wir unseren Körper nutzen und bewegen, hat einen direkten Einfluss auf unsere Emotionen und unseren mentalen Zustand.

- **Körperhaltung:** Eine aufrechte, offene Haltung signalisiert dem Gehirn Selbstbewusstsein und Energie. Hängende Schultern und ein gekrümmter Rücken hingegen können zu Gefühlen der Niedergeschlagenheit führen.
- **Bewegung:** Regelmässige körperliche Aktivität, wie Sport, Stretching oder einfaches Gehen, kann das Energieniveau und die Stimmung erheblich verbessern.

- ⟳ **Atmung:** Tiefe, bewusste Atemzüge können Stress reduzieren und einen klaren Kopf fördern. Robbins empfiehlt spezifische Atemtechniken, um Energie zu tanken und sich zu zentrieren.

2. FOKUS

Definition: Worauf wir unsere Aufmerksamkeit richten, bestimmt, wie wir die Welt und unsere Situation wahrnehmen.

- ⟳ **Positive Aspekte:** Sich bewusst auf positive Aspekte und Erfolge zu konzentrieren, kann die Stimmung heben und Optimismus fördern.
- ⟳ **Ziele setzen:** Klare, erreichbare Ziele helfen, den Tag strukturiert und zielgerichtet anzugehen. Das Setzen und Erreichen von Zielen verstärkt das Gefühl von Kontrolle und Selbstwirksamkeit.
- ⟳ **Vermeidung von Negativität:** Der Fokus sollte weg von Problemen und hin zu Lösungen und positiven Möglichkeiten gelenkt werden.

3. SPRACHE

Definition: Die Worte und der Ton, die wir verwenden, beeinflussen unsere Emotionen und Überzeugungen.

- ⟳ **Selbstgespräche:** Positive Selbstgespräche und Affirmationen können das Selbstvertrauen und die Motivation steigern. Negative Selbstgespräche sollten vermieden werden, da sie das Selbstbild und die Stimmung beeinträchtigen.
- ⟳ **Wortwahl:** Die bewusste Wahl kraftvoller und positiver Worte kann die eigene Perspektive und Emotionen verändern. Statt «Ich muss» könnte man «Ich darf» oder «Ich will» sagen, um eine positivere Einstellung zu fördern.
- ⟳ **Tonfall und Lautstärke:** Ein enthusiastischer, energischer Tonfall kann die eigene Stimmung und die anderer positiv beeinflussen.

ANWENDUNG DER TRIADE IM ALLTAG

Indem man alle drei Komponenten der Triade bewusst einsetzt, kann man den emotionalen Zustand aktiv steuern:

- ⟳ **Morgens:** Beginne den Tag mit einer kurzen Übungseinheit, richte deinen Fokus auf deine Ziele und verwende positive Affirmationen.
- ⟳ **Während des Tages:** Achte auf deine Körperhaltung, atme bewusst und lenke deine Aufmerksamkeit auf positive Aspekte deiner Arbeit und deines Lebens.
- ⟳ **Abends:** Reflektiere über die positiven Dinge des Tages, setze dir Ziele für den nächsten Tag und beende den Tag mit beruhigenden Atemübungen.

Die Triade von Tony Robbins bietet eine praktische Methode, um emotionale Zustände zu beeinflussen und eine positive, proaktive Haltung im Alltag zu kultivieren.

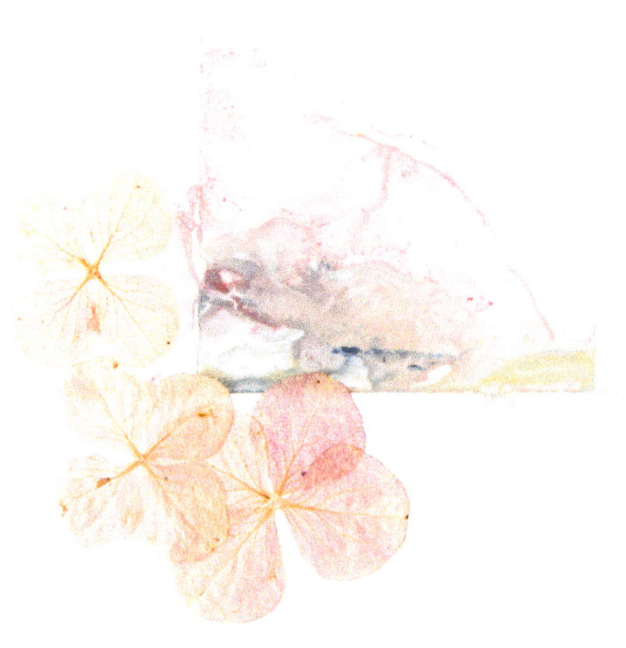

AFFIRMATIONEN/ KRAFTVOLLE SÄTZE

Folgende Affirmationen kannst du nutzen, um dich tagsüber kraftvoll auszurichten. Wiederhole sie immer wieder, wie ein Mantra. Es ist auch möglich, sie aufzuschreiben und gut sichtbar aufzustellen oder sie für dein Yoga Nidra zu verwenden, welches du im Meditationsbereich findest.. Affirmationen sind kein Ersatz dafür, aktiv an deinen Herausforderungen und Sorgen zu arbeiten, aber sie können eine wertvolle Unterstützung sein. Sie helfen dabei, den Geist in eine positive Richtung zu lenken, Klarheit zu schaffen und Kraft zu spenden.

Selbstliebe und Selbstakzeptanz

○ Ich bin eine Schülerin meines Lebens und vertraue darauf, dass das Leben nur Gutes für mich bereithält.

○ Ich schenke mir selbst die Liebe, die ich mir wünsche.

○ Ich weiss, wie ich mich leicht und geerdet zugleich fühlen kann.

○ Ich akzeptiere alle Emotionen als Teil meines Heilungsprozesses.

○ Ich erlaube mir, Schwäche zu zeigen, während ich gleichzeitig die Stärke finde, um vorwärtszugehen.

○ Ich nehme mir die Zeit, mich selbst zu entdecken und zu definieren.

○ Ich fühle mich schön und wertvoll.

○ Meine Weiblichkeit ist eine Quelle von Stärke und Schönheit.

○ Ich vertraue auf meine innere Stärke und Weisheit.

○ Ich bin stark, liebevoll und gehe achtsam mit mir selbst um.

○ Ich setze gesunde Grenzen und kümmere mich liebevoll um mein eigenes Wohlbefinden.

- Ich bin wertvoll und verdiene es, mich selbst mit Liebe und Mitgefühl zu behandeln.
- Ich entdecke und lebe meine innere Stärke und Selbstermächtigung.
- Ich bin genug, so wie ich bin.
- Ich verdiene es, meine Bedürfnisse an erster Stelle zu setzen und für mich selbst zu sorgen.

Heilung und Gesundheit

- Ich vertraue darauf, dass ich die Kraft und die Unterstützung finde, um diese Herausforderung zu bewältigen.
- Jeder Schritt, den ich mache, bringt mich näher an die Heilung und die Klarheit, die ich suche.
- Ich bin offen für neue Wege und Möglichkeiten, die sich mir auf meinem Weg zeigen.
- Mein Körper regeneriert und heilt jeden Tag mehr.
- Die Chemotherapie wirkt auf die Tumorzellen heilend, während meine gesunden Zellen stark und geschützt bleiben.
- Mein Körper ist widerstandsfähig und regeneriert sich schnell.
- Ich sehe meinen Körper gesund und stark, frei von Krankheit.
- Ich spüre, wie mein Körper heilt und die Krebszellen verschwinden.
- Ich übernehme Verantwortung für meine Gesundheit und gehe meinen eigenen Weg zur Heilung.
- Mein Körper hat die Kraft, diese Herausforderung zu bewältigen.
- Ich unterstütze meinen Körper auf dem Weg der Heilung.
- Meine Gesundheit ist einzigartig und ich verdiene eine individuelle Behandlung.

- Meine Selbstheilungskräfte sind stark und ich vertraue auf meinen Körper, um gesund und fit zu bleiben.
- Ich finde die Therapie, die zu mir und meinen Bedürfnissen passt.
- Heilung ist ein kontinuierlicher Prozess und ich übernehme die Verantwortung für mein Wohlbefinden.
- Ich nehme mir die notwendige Zeit für meine Genesung.
- Jeder Fortschritt auf meinem Weg zur Heilung stärkt meinen Glauben an mich selbst.

Innere Ruhe und Gelassenheit

- Ich lasse los und vertraue.
- Ich lasse Angst und Unsicherheit los und ersetze sie durch Vertrauen und Gelassenheit.
- Ich finde Frieden und Ruhe in meinem Herzen und meinem Geist.
- Ich lasse Stress und Anspannung los und aktiviere bewusst meinen inneren Frieden.
- Ich finde Frieden und Stabilität in mir und nutze diese Kraft, um meine Wünsche und Ziele zu verwirklichen.
- Ich erlaube mir, im gegenwärtigen Moment Glück und Frieden zu erleben.
- Jeder Atemzug bringt mich näher zu mir selbst und zu meinem inneren Gleichgewicht.

Stärke und Mut

○ Ich bin stark und fähig, alles zu meistern, was auf mich zukommt.

○ Inmitten der Herausforderungen finde ich den Mut und die Kraft, um jeden Tag einen Schritt weiterzugehen.

○ Ich vertraue darauf, dass ich diese Herausforderung bewältigen kann.

○ Ich bin stolz auf meinen Mut, bleibe mir selbst treu und gehe meinen eigenen Weg.

○ Ich habe die Kraft, meine Ängste zu transformieren und meinen Weg mit Zuversicht zu gehen.

○ Ich finde in der Mitte meiner Herausforderungen Ruhe und Klarheit.

Positive Veränderung und Wachstum

○ Ich bin bereit, die notwendigen Schritte zu unternehmen, um meine Gesundheit und mein Wohlbefinden zu fördern.

○ Ich bin offen für die Weisheit, die mir das Leben bietet.

○ Meine Gedanken und Gefühle sind wertvoll und ich achte darauf, sie bewusst zu lenken.

○ Jeder Schritt, den ich mache, stärkt meinen Körper und bringt mich meinem Ziel näher.

○ Ich lasse alte Lasten los und öffne mich für neue Energien und Möglichkeiten.

○ Ich nehme die Veränderungen in meinem Leben an und finde in ihnen neue Möglichkeiten für Wachstum.

- Ich erkenne die Schönheit und Einzigartigkeit meines Weges und wertschätze meinen Fortschritt.
- Ich bin in meiner Kraft und finde Balance in mir selbst.
- Ich bin offen für Veränderungen und vertraue darauf, dass das Leben mir das bietet, was ich brauche.

Lebensfreude und Erfüllung

- Ich begrüsse jeden neuen Tag mit positiver Energie und Zuversicht.
- Ich freue mich auf eine Zukunft voller Energie und Vitalität.
- Ich finde Erfüllung und Freude in dem, was ich tue.
- Ich folge meinem Herzen und entdecke neue Wege, die mir Freude bringen.
- Ich bringe Leichtigkeit, Kreativität und Freude in jeden Moment meines Lebens.
- Mein Leben ist voller Energie, Lebensfreude und positiver Veränderungen.
- Jeder Tag ist eine neue Chance, mein Leben so zu gestalten, wie es mir guttut.

Intuition und Achtsamkeit

- Ich vertraue auf mein inneres Wissen und meine Intuition, um mich durch diese Zeit der Ungewissheit zu führen.
- Ich lebe im Hier und Jetzt und achte auf meine Bedürfnisse.

- Ich vertraue darauf, dass ich die richtige Entscheidung für meine Gesundheit treffe.
- Ich vertraue meinem Körpergefühl und höre auf die Signale meines Körpers.
- Ich höre auf meinen Körper und gebe ihm die Nahrung, die er braucht, um sich zu heilen.
- Ich finde Erfüllung im Hier und Jetzt und erkenne die Bedeutung des Loslassens für mein Wachstum.

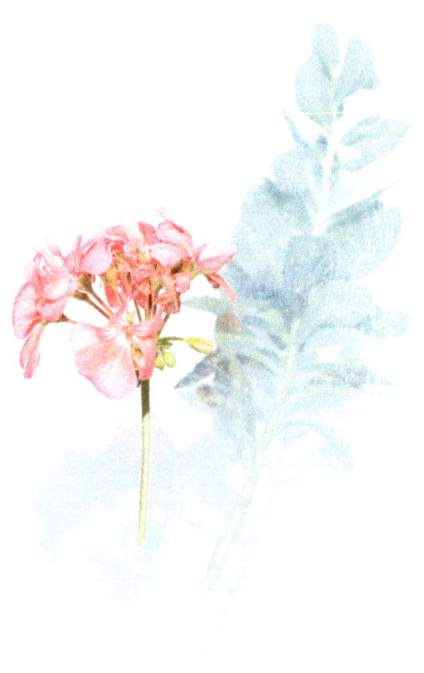

INTEGRATIVE THERAPIEN, ADRESSEN UND WEITERE TIPPS

Hier folgen einige Möglichkeiten für integrative Therapien, nützliche Adressen sowie Literatur und Filme, die ich als empfehlenswert betrachte. Diese Liste ist in keiner Weise vollständig und sollte eher als Anregung dienen. Es ist wichtig zu betonen, dass jeder Weg individuell ist und es darauf ankommt, die Methoden zu finden, die für den eigenen Körper, Geist und Seele stimmig sind. Nutze diese Tipps als Inspiration, um eigene Recherchen anzustellen und persönliche Erfahrungen zu sammeln.

Mögliche Integrative Therapien

Bei einem integrativen Therapieansatz werden verschiedene Verfahren wie schulmedizinische Behandlungsmethoden, Naturheilverfahren, anthroposophische Medizin, Psychoonkologie u. a. miteinander kombiniert. Dadurch ist eine individuell auf den Patienten abgestimmte Krebstherapie möglich.

Hier stelle ich einige nichtschulmedizinische Therapiemöglichkeiten vor, die sich gut mit konventionellen Behandlungen kombinieren lassen und den Heilungsprozess auf vielseitige Weise unterstützen können:

Misteltherapie: Das Ziel der Misteltherapie besteht in erster Linie darin, die Lebensqualität des Patienten zu verbessern. Viele Patienten erleben während der Misteltherapie eine schnelle Verbesserung des Allgemeinbefindens, eine Normalisierung des Schlafverhaltens und auch

Appetit und Leistungsfähigkeit nehmen wieder zu. Tumorbedingte Schmerzen können gelindert und das Immunsystem angeregt werden. Zudem können Nebenwirkungen von Chemo- und Strahlentherapie reduziert und die Lebensqualität verbessert werden. Mistelextrakte haben zudem eine stimmungsaufhellende Wirkung. Oft lässt sich beobachten, dass die Mistel aktiviert, die Lebensgeister weckt und von der lähmenden Angst befreit, die nach einer Krebsdiagnose häufig Denken, Fühlen und Handeln bestimmt. Sie trägt dazu bei, den Schock der Diagnose zu verarbeiten, aus der Ohnmacht herauszufinden und dem Leben wieder positiv zu begegnen.

Hyperthermie[61]: Körperbereiche werden für etwa eine Stunde kontrolliert auf eine Temperatur von bis zu 43°C erhitzt. Grundsätzlich reagieren Krebszellen empfindlicher auf Wärme als gesunde Körperzellen. Eine Erwärmung auf über 42°C lässt Krebszellen absterben. Weiterhin sorgt die Überwärmung für eine bessere Durchblutung des Tumors und sensibilisiert das Gewebe für die Aufnahme von Medikamenten, was es auch für Strahlentherapien empfindlicher macht. Die Hyperthermie wird in der Regel nicht allein eingesetzt, sondern meistens in Kombination mit Chemo- und/oder Radiotherapie, da sie deren Wirkung verstärkt.

Mind-Body-Medizin[62]: Das Ziel der Mind-Body-Medizin besteht darin, langfristig die Eigenaktivität des Menschen zu stärken und ihn zu motivieren, Veränderungen in Gang zu bringen, die zu einer gesundheitsfördernden Lebensweise führen. Die Mind-Body-Medizin legt ihren Fokus auf Faktoren, die die Entwicklung und den Erhalt von Gesundheit stärken. Diese Faktoren sind vielfältig und beinhalten u. a. Ernährung,

Bewegung, Entspannung, Stressmanagement, mentales Training und Achtsamkeitstraining.

Anthroposophische Medizin[63]: Die anthroposophische Medizin verbindet schulmedizinische Therapieansätze mit geisteswissenschaftlichen Erkenntnissen. Sie versteht sich als Ergänzung zur Schulmedizin und als Teil einer ganzheitlichen oder integrativen Medizin. In der anthroposophischen Medizin werden moderne Diagnosemethoden und Therapien genutzt und mit speziellen mineralischen, pflanzlichen und tierischen Arzneimitteln, künstlerischen Therapien, Gesprächstherapien sowie physikalischen Massnahmen ergänzt.

Ernährung[64]: Eine gesunde Ernährung hilft, vielen Krankheiten vorzubeugen. Auch bei der Entstehung von Krebs spielt die Ernährung möglicherweise eine bedeutende Rolle. Dabei kommt es nicht nur darauf an, was man isst, sondern auch wie viel man isst und wie viel Energie man täglich verbraucht. Die Ernährung kann von Ernährungsberatern begleitet werden.

Bewegung und Sport[65]: Bewegung und Sport spielen eine wichtige Rolle bei der Vorbeugung von Krebs. Auch bei bereits an Krebs erkrankten Menschen ist körperliche Aktivität von grosser Bedeutung. Viele Krankheits- und Behandlungsfolgen lassen sich durch gezielte Übungen verringern oder sogar vermeiden. Wer sich regelmässig bewegt, fühlt sich oft weniger erschöpft und bleibt leistungsfähiger.

Ozontherapie: Medizinisches Ozon hat eine stark ausgeprägte bakterientötende, pilztötende und vireninaktivierende Wirkung und wird daher in vielen Bereichen angewendet. Es fördert die Durchblutung und verbessert die Sauerstoffversorgung, wodurch die körpereigenen Abwehrkräfte mobilisiert und die antioxidativen Systeme des Körpers aktiviert werden. Bei der Eigenblutbehandlung wird patienteneigenes Blut mit Ozon angereichert, was den Stoffwechsel anregt. Ozon kann auch in Gelenke oder die Muskulatur injiziert werden.

Orthomolekulare Medizin[66]: In der orthomolekularen Medizin geht es um den Ausgleich von Mangelzuständen. Diese können zum Beispiel durch einen beschleunigten Zellstoffwechsel und körperliche Umbauvorgänge während einer Chemo- oder Strahlentherapie entstehen und die Lebensqualität beeinträchtigen. Der Fokus der orthomolekularen Medizin liegt jedoch nicht nur auf der Behandlung von Symptomen, sondern auch auf der Vorbeugung und Beseitigung der Krankheitsursachen. Die orthomolekulare Therapie wird in der Regel bereits zu Beginn einer Krebstherapie eingesetzt und auch in der Nachsorge angewendet, um die gesundheitsfördernden Kräfte des Körpers zu stärken.

TCM/Akupunktur[67]: Ein wichtiger Aspekt der Chinesischen Medizin ist die Stärkung der Selbstheilungskräfte, mittels Akupunkturnadeln durch Aktivierung energetisch aktiver Akupunkturpunkte. Nach aktuellem Kenntnisstand können Akupunkturnadeln immunmodulierende Effekte auslösen, welche den Körper bei der Bewältigung von Krankheitsprozessen unterstützen. Hierbei ist u.a. die Bewältigung von chronischen Schmerzen eine wichtige medizinische Indikation für die Akupunktur. Ergänzend werden nach Bedarf auch Kräuterarzneien, Moxibustion (lokale Wärmetherapie am Akupunkturpunkt) und Ernährungsvorschläge nach TCM-Kriterien eingesetzt.

Literatur- und Filmempfehlungen & Adressen

BÜCHER

○ Beerlandt, Christiane (2018). **Der Schlüssel zur Selbstbefreiung – Enzyklopädie der Psychosomatik** (10. Aufl.). Verlag Beerlandt Publications.

○ Béliveau Richard, Gingras Denis (2019): **Krebszellen mögen keine Himbeeren – Das grosse Buch der Prävention** (2.Auflage). Goldmann-Verlag.

○ Béliveau Richard, Gingras Denis (2019): **Krebszellen mögen keine Himbeeren – Das Kochbuch** (5.Auflage). Goldmann-Verlag.

○ Béliveau Richard, Gingras Denis (2018): **Krebszellen mögen keine Himbeeren – Nahrungsmittel gegen Krebs** (11.Auflage). Goldmann-Verlag.

○ Bierman Steve (2023): **Mit Sprache heilen – Warum die Wahl der richtigen Worte entscheidend für den Behandlungsverlauf ist.** VAK Verlags GmbH.

○ Coy Johannes F. (2019): **Die neue Anti-Krebs-Ernährung – Wie Sie das Krebs-Gen stoppen** (5. Auflage). Gräfe und Unzer Verlag GmbH.

○ Dahlke Ruediger (2019): **Das grosse Buch vom Fasten** (4. Auflage). Wilhelm Goldmann- Verlag.

○ Dispenza Joe (2014): **Du bist das Placebo – Bewusstsein wird Materie** (8. Auflage). KOHA- Verlag GmbH.

○ Dispenza Joe (2017): **Werde übernatürlich – Wie gewöhnliche Menschen das Ungewöhnliche schaffen.** KOHA- Verlag GmbH.

○ Dittli Rolf (2003): **Krebs Aufschrei der Seele – Krankheitsbilder Entstehung Ursachen und Bewältigungsstrategien.** Terzium Verlag.

- Grüber Isa (2021): **Resilienz Dein Körper zeigt dir den Weg – Wirksame Übungen für innere Stärke und gute Nerven** (4. Auflage). Irisiana Verlag.
- Hof Wim, Koen de Jong (2023): **Nie wieder krank – Gesund, stark und leistungsfähig durch die Kraft der Kälte** (10. Auflage). Riva Verlag.
- Hof Wim (2023): **Die Wim Hof Methode – Sprenge deine Grenzen und aktiviere dein volles Potenzial** (7. Auflage). Integral Verlag.
- Inchauspé Jessie (2022): **Der Glukosetrick – Schluss mit Heisshunger, schlechter Haut und Stimmungstiefs – Wie man der Achterbahn des Blutzuckerspiegels entkommt.** Heyne Verlag.
- Loschnigg-Barmann Anne-Christine, Alder Judith (2011): **Manchmal ist Mama müde – Ein Kinderbuch zum Thema Brustkrebs** (2. Auflage). EMH Schweizerische Ärzte.
- Martel Jaques (2023): **Die Kraft der Worte – Wie die richtige Wortwahl uns befreit, stärkt und heilt** (3.Auflage). VAK Verlags GmbH.
- Martel Jacques (2024): **Mein Körper Barometer der Seele – Das psychosomatische Lexikon, das schon beim Lesen hilft** (26.Auflage). VAK Verlags GmbH.
- McKeown Patrick (2022): **Atme und heile dich selbst – Wissenschaftlich belegte Atemtechniken für ein gesünderes, glücklicheres und längeres Leben** (1.Auflage). Riva Verlag.
- Paepke Daniela, Cavelius Anna (2018): **Beschwerdefrei durch die Krebstherapie – Mit naturheilkundlichen Therapien Nebenwirkungen wirkungsvoll behandeln und den Gesundheitsprozess stärken** (1. Auflage). Gräfe und Unzer Verlag.
- Schreiber Delia (2019): **Die Selbstheilungskräfte aktivieren – Die Kraft des inneren Arztes** (4.Auflage). Ringier Axel Spring Schweiz AG.

◯ Simonton O. Carl (2019): **Auf dem Weg der Besserung – Schritte zur körperlichen und spirituellen Heilung** (10. Auflage). Rowohlt Verlag GmbH.

◯ Spitzbart Michael (2023): **Entschlüsseln Sie Ihren Gesundheitscode – Mit dem Minimumgesetz fit und vital ohne Chemie** (5.Auflage) Scorpio Verlag GmbH.

◯ Spitzbart Michael (2023): **Schutz vor Krebs – Das Immunsystem stärken und gezielt vorbeugen** (5.Auflage). Scorpio Verlag GmbH.

◯ Turner Kelly A. (2021): **9 Wege in ein krebsfreies Leben – Wahre Geschichten von geheilten Menschen** (10. Auflage). Irisiana Verlag.

FILME/ SERIEN

◯ Buettner Dan (2023): **Wie wird man 100 Jahre alt? – Die Geheimnisse der Blauen Zone.** Netflix Miniserie.

◯ Colquhoun James, Ledesma Carlo (2024): **Du bist, was du isst – Ein Zwillingsexperiment.** Netflix.

◯ Nayar Anjali (2024): **Hack your Health – Die Geheimnisse unserer Verdauung.** Netflix.

◯ Soechtig Stephanie (2023): **Vergiftet – Die schmutzige Wahrheit über unser Essen.** Netflix.

ADRESSEN SCHWEIZ

◯ BioMed Center Sonnenberg, Schwellbrunn.

◯ Institut für Komplementäre und Integrative Medizin (IKIM), Universität Bern.

◯ Ita Wegman Institut, Arlesheim.

◯ Klinik Arlesheim, Arlesheim.

◯ Paracelsus Klinik Lustmühle AG, Lustmühle.

- ⦰ Paramed AG, Baar.
- ⦰ Simonton Cancer Center Suisse, Préverenges.
- ⦰ Spital Zollikerberg- Zentrum für integrative, komplementäre Medizin & TCM (ZIMT), Zollikerberg
- ⦰ Swiss Mountain Clinic AG, Castaneda.
- ⦰ Universitätsspital Zürich – Institut für Komplementäre und Integrative Medizin, Zürich.
- ⦰ Zentrum für Integrative Onkologie –ZIO AG Zürichsee, Richterswil.

NETZWERKE UND WEITERE HILFSANGEBOTE
- ⦰ **Cancerline – der Chat für Erwachsene zu Krebs**
- ⦰ **Cancerline – der Chat für Kinder und Jugendliche zu Krebs**
- ⦰ **Das Krebstelefon 0800 11 88 11** – Kostenlose Beratung für Krebspatienten.
- ⦰ **Herbadonna Netzwerk, schweizweit** – Das Phyto-Gyni-Netzwerk der Schweiz.
- ⦰ **Krebsliga Schweiz** – Seminare, Broschüren, Beratungen und Selbsthilfegruppen.
- ⦰ **www.esgehtummich.ch** – Ratgeber für metastasierten Brustkrebs.
- ⦰ **Help near you** – Plattform für komplementäre und alternative Therapieformen abgestimmt auf persönliche Bedürfnisse.

APPS
- ⦰ **Eurokey** – Zeigt alle öffentlichen Toiletten an. Für Menschen, welche auf öffentliche oder behindertengerechte Toiletten angewiesen sind aufgrund ihrer Diagnose.
- ⦰ **Focus me** – Austausch zwischen Brustkrebs- Betroffenen und Pflegefachexperten.

- **Mika** – Verlässliche Informationen, hilfreiche Tipps zu Ernährung bei Krebs, Kurse und Übungen gegen Stress u. a.
- **NeuroNation-Brain Training** – Training für Geist und Gedächtnis mit wissenschaftlich fundierten Übungen.

Diese Adressen, Netzwerke und Apps bieten eine Vielzahl an Ansätzen zur ganzheitlichen und integrativen Unterstützung von Patienten, die sich mit Krebs oder anderen chronischen Erkrankungen auseinandersetzen.

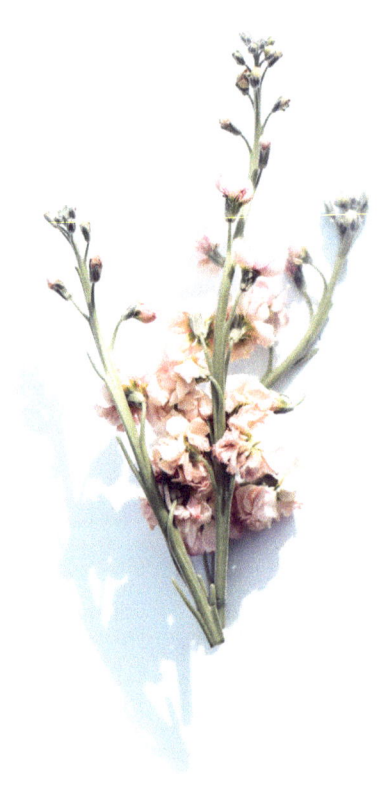

SCHLUSSWORT

Warum ich? Diese Frage habe ich mir nie gestellt. Diese Frage hätte mich in eine Opferhaltung gebracht, und sie würde sich nie abschliessend beantworten lassen. Stattdessen war es mir wichtiger, meinen Geist auf Lösungen und Möglichkeiten auszurichten.

Ebenso bedeutend war für mich die Reflexion der letzten zwei Jahre vor der Erkrankung. Rückblickend konnte ich einige Warnsignale erkennen, die ich heute – mit meinem jetzigen Wissen – anders deuten würde. Während meiner Erkrankung sprach ich mit einer anderen Betroffenen, die mir bestätigte, dass auch sie lange vor ihrer Diagnose spürte, dass etwas nicht stimmte, als wäre körperlich, geistig, emotional und seelisch etwas aus dem Gleichgewicht geraten. Die Diagnose selbst war zwar hart und einschneidend, doch sie kam nicht wirklich überraschend. Es war, als hätte mein Körper und meine Seele schon vorher versucht, mir etwas mitzuteilen, aber ich hatte nicht richtig hingehört. Eine Corona-Erkrankung im November 2021 schwächte mein Immunsystem erheblich. Danach war ich ständig erkältet oder krank. Wenn ich mir Fotos aus dieser Zeit anschaue, sehe ich, wie ungesund und fahl meine Gesichtsfarbe war. Ich war aus der Balance geraten und hatte mich zudem zu wenig um mich selbst gekümmert. Ich schenkte Beschwerden zu wenig Beachtung und versäumte es, Vorsorge zu treffen. Stattdessen stellte ich andere immer vor mich und fand Ausreden, warum es gerade nicht passte, mich um mich selbst zu kümmern. Ich übernahm keine Verantwortung für meine Gesundheit. Auch meine Überzeugung, «Es geht mir ja gut, also muss ich nichts für meine Gesundheit tun», trug dazu bei. Es war die mangelnde Selbstliebe, die mich daran hinderte, achtsam und liebevoll mit mir selbst umzugehen. Auch andere körperliche Beschwerden, wie langjährige Magenübersäuerung, Blähungen und Bauchschmerzen, behandelte ich nicht konsequent. Meine Ernährung verschlechterte sich, und ich bewegte mich zu wenig, weil ich im Spagat zwischen Arbeit, Familie und sozialen Verpflichtungen festhing. Diese Gründe machten es zwar schwieriger, auf mich selbst zu achten, doch wirkliche Hindernisse waren es nicht.

Ich erkenne jetzt, dass Selbstfürsorge ein Akt der Selbstliebe ist und kein Luxus. Man muss sich bewusst dafür entscheiden und dieses Zeitfenster der Selbstfürsorge, genauso wie andere wichtige Termine, im Kalender einplanen.

Als ich mit dem Schreiben begonnen habe, wusste ich noch nicht genau, wohin mich diese Zeilen führen würden. Es war unklar, ob daraus tatsächlich ein Buch entstehen würde oder ob das Schreiben nur mir selbst zur Verarbeitung diente. Doch je mehr ich schrieb, desto stärker wurde der Wunsch, dass meine Erfahrungen und Gedanken anderen Menschen auf ihrem Weg helfen mögen. Wie toll wäre es, wenn aus meinen Erfahrungen ein Buch hervorgeht, dass anderen Menschen weiterhilft? Wenn diese Erfahrungen nicht nur für mich «Gutes» bewirken, sondern auch für andere Betroffene oder Angehörige?

Es ist mir ein Anliegen, offen über Kummer, Erkrankungen und Behandlungen zu sprechen. Denn ich bin überzeugt, dass wir uns alle mehr verstanden und begleitet fühlen, wenn wir ehrlich über unsere Sorgen und Herausforderungen sprechen. Jeder Mensch trägt seine Last, sei es durch Krankheit, Geldsorgen, Beziehungsprobleme oder anderes.

Wir alle sind fehlbar und niemand ist perfekt. Es ist befreiend, dies zu akzeptieren.

Noch einmal betone ich, dass dies meine persönliche Geschichte ist. Sie stellt keine allgemeingültige Empfehlung dar und ersetzt keine medizinische Behandlung. Auch ist es mir wichtig zu erwähnen, dass ich aus meinem jetzigen Blickwinkel, mit all meinem Wissen und meinen Erfahrungen, einige Entscheidungen und Therapien anders getroffen hätte. Doch man kann am Ende immer leicht sagen, dass man es besser gemacht hätte. Es ist entscheidend, dass wir unseren Weg und unsere Leistung anerkennen. Denn, wenn wir es besser hätten machen können, hätten wir es getan. Deshalb ärgere ich mich nicht darüber, warum ich damals nicht anders entschieden habe, sondern bin stolz auf den Weg, den ich gegangen bin, und darauf, wie ich ihn bewältigt habe. Ich bin gestärkt und neu aus einer tiefen Krise hervorgegangen – und das ist alles, was zählt.

Ich lade dich nun ein, deinen eigenen Engelsweg zu gehen. Folge deinem Herzen. Suche dir die Menschen, Ärzte und Therapeuten aus, die sich für dich gut anfühlen und gehe deinen Weg Schritt für Schritt. Du musst noch nicht wissen, wie du dich in zwei Monaten für irgendetwas entscheiden wirst. Überlege, was das Leben heute und morgen von dir verlangt, und gehe diesen einen Schritt mit deinem Herzen und voller Bewusstsein. Auch wenn es wie ein klischeehafter Spruch klingt, so ist es doch eine Tatsache: *Der Weg wird sich dir zeigen, wenn du ihn gehst.* Bitte immer wieder klar um Hilfe und Begleitung. Du wirst sie erhalten. Setze klare Ziele und Intentionen aber überlasse die Kontrolle dem Leben selbst. Übe dich dabei im Vertrauen. Es wird für dich gesorgt, wenn du loslässt. Nutze Entspannung, Ruhe und aktives Nichtstun, um immer wieder bei dir selbst einzuchecken, dich mit dir zu verbinden, deinen Körper zu spüren und deine Möglichkeiten sowie deinen Weg wahrzunehmen. Entspannung ist der Schlüssel zur ganzheitlichen Gesundheit. Sammle auch Informationen und treffe keine Entscheidung aus Ablehnung dem einen oder anderen gegenüber, sondern treffe eine Entscheidung, weil du davon überzeugt bist und es sich in dir richtig anfühlt.

Ich danke dir von Herzen, dass du dieses Buch gelesen hast. Es bedeutet mir unendlich viel, dass du mir deine Aufmerksamkeit und dein Vertrauen geschenkt hast. Ich hoffe sehr, dass es dir gefallen und dir auf deinem Weg geholfen hat oder noch helfen wird. Für deine Zukunft, deine Gesundheit und deinen Heilungsweg wünsche ich dir, dass du dich ebenso gut begleitet und beschützt fühlst wie ich. Mögest du in ein tiefes Vertrauen finden und dein Leben mit all seinen Höhen und Tiefen schätzen lernen. Ich wünsche dir tiefgreifende Heilungserkenntnisse und dass du deine Selbstheilungskräfte auf ein höheres Level anheben kannst. Mögest du auch während der Erkrankung Momente des Genusses und der Freude erleben und dich treiben lassen können.

Wenn du Fragen, Anregungen oder Gedanken mit mir teilen möchtest, kannst du mich gerne über meine Website kontaktieren.

Herzliche Grüsse,

Cornelia

www.corneliawinzenried.ch

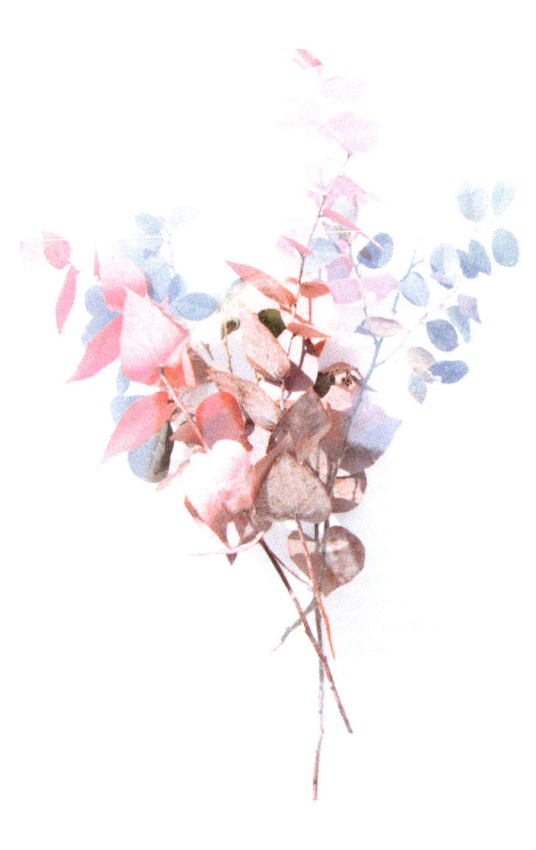

DANKSAGUNG

An erster Stelle danke ich meinem Mann Remo, der diese Zeit mit mir ertragen und durchgestanden hat. Ich weiss, wie sehr er mit mir mitgelitten hat. Du hast nicht nur gearbeitet, sondern auch den Haushalt geschmissen, mir beigestanden, wenn es mir schlecht ging, dich um unsere Tochter gekümmert, uns hin und her gefahren, mir Raum gegeben, mir zugehört, mit mir geweint und noch so viel mehr. Danke!

Ich danke meiner Tochter, die nicht perfekter sein könnte. Sie ist auch ein «Wofür», dass ich jeden Tag mein Bestes gebe und jeden Morgen eine starke Intension setze, sie noch lange durch ihr Leben zu begleiten.

Danke an meine Mutter, die für mich da war und unsere Tochter so oft gehütet hat.

Ein tiefes Dankeschön geht an meine Freundin Käthi, die unendlich viele Sprachnachrichten von mir gehört und beantwortet hat, mit mir geweint und gelacht hat und eine unermessliche Stütze war. Sie hat mich ebenfalls zu diesem Buch animiert und mir dabei geholfen es umzusetzen.

Ich danke Adriana, die mir so oft zugehört hat, mir auf energetischer und astrologischer Ebene mit Rat und Tat zur Seite stand und mir immer wieder ein positives Gefühl schenkte.

Danke an Nicole, die mir auf fachlicher Ebene viele Ratschläge gegeben, Studien herausgesucht, immer wieder Zweitmeinungen eingeholt hat und viel für mich da war.

Ein grosses Dankeschön an meine Freundin Marion, die mir den besten Rat gab: «Sorge dafür, so viel Normalität wie möglich zu haben.» Dieser

Rat hat mir wirklich sehr geholfen, besser durch diese Zeit zu kommen.

Danke an all meine Mütter-Freundinnen aus unserer Nachbarschaft, die mir stets zugehört und auf unsere Tochter aufgepasst haben.

Ein herzliches Dankeschön an meine Cousine Isabelle, die mir das Wim-Hof-Buch geschickt hat und mir damit eine neue Perspektive eröffnet hat.

Mein besonderer Dank gilt auch Birgit, die meine Buchidee von Anfang an unterstützt und mit grosser Sorgfalt korrigiert hat.

Danke an alle Ärzte, Pflegefachkräfte und Spitalangestellten, die mich nach ihrem besten Wissen und Gewissen betreut haben.

Ich danke meinen Ärzten aus den Integrativen Kliniken für die wunderbare Begleitung und dass sie mir immer wieder den Glauben gaben, gesund zu bleiben und etwas dazu beitragen zu können.

Ich danke meiner Hypnosetherapeutin für zwei grossartige Behandlungen, die mich auf den richtigen Weg geführt haben und dafür, dass sie um einiges weniger verrechnet hat, als sie gekonnt hätte.

Mein Dank gilt auch meinen beiden Chefinnen, die mir in dieser Zeit den Rücken frei hielten, mich immer wieder nach meinem Befinden gefragt haben und ehrlich besorgt um mich waren.

Ein grosses Dankeschön an die Meditative Medizin-Gruppe für zwei Jahre voller tiefer Gespräche, heilsamer Meditationen und für die fachliche, menschliche sowie meditative Unterstützung, die sie mir gegeben haben. Besonders danke ich dem Leiter dieser Gruppe, Dr. Tobias Conrad, der mir das Vor- und Nachwort geschrieben hat und mich auf allen Ebenen so wunderbar durch diese Zeit begleitet hat.

Ein besonderer Dank geht an meine Komplementärtherapeutin Natalie für ihre wohltuenden Behandlungen und ihre vergünstigte Preise, da sie wusste, dass ich in dieser Zeit mit hohen Arztrechnungen belastet war.

Ich danke allen Menschen, die immer wieder besorgt nach meinem Befinden fragten und alle anderen, die ich vielleicht vergessen habe. Selbst herausfordernde Begegnungen haben mich dabei unterstützt, meinen Weg zu finden. Herzlichen Dank.

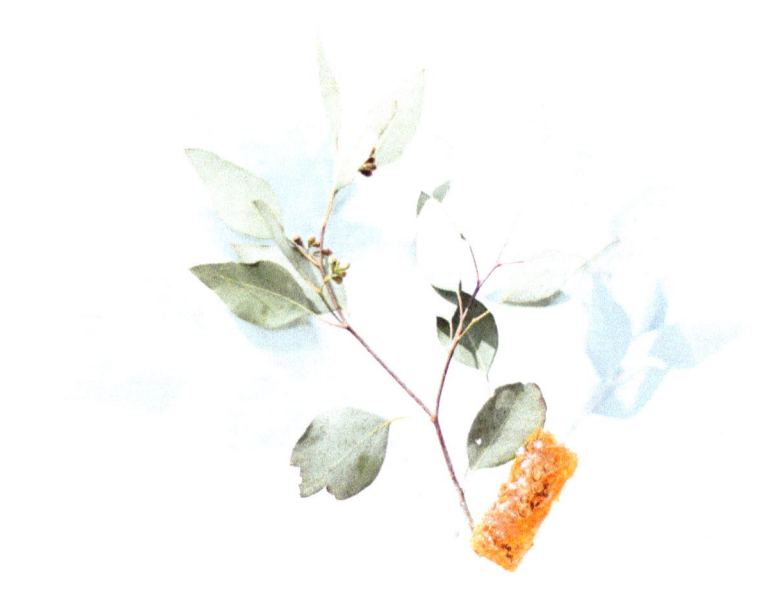

NACHWORT

Liebe Leserinnen und Leser,

Cornelias Reise erinnert uns daran, dass Heilung mehr ist als ein kör-perlicher Prozess- sie ist ein Widerfinden des Lebenssinns, der Freude und des inneren Friedens. Wenn Sie dieses Buch beenden, nehmen Sie nicht nur eine Geschichte mit, sondern einen Schatz an Weisheit und praktischen Werkzeugen.

Ich lade Sie ein, das was Sie hier lesen, in Ihrem eigenen Leben umzu-setzen. Denn Heilung beginnt immer dort, wo wir bereit sind, nach in-nen zu lauschen und uns liebevoll mit uns selbst zu verbinden.

Dr.med. Tobias Conrad

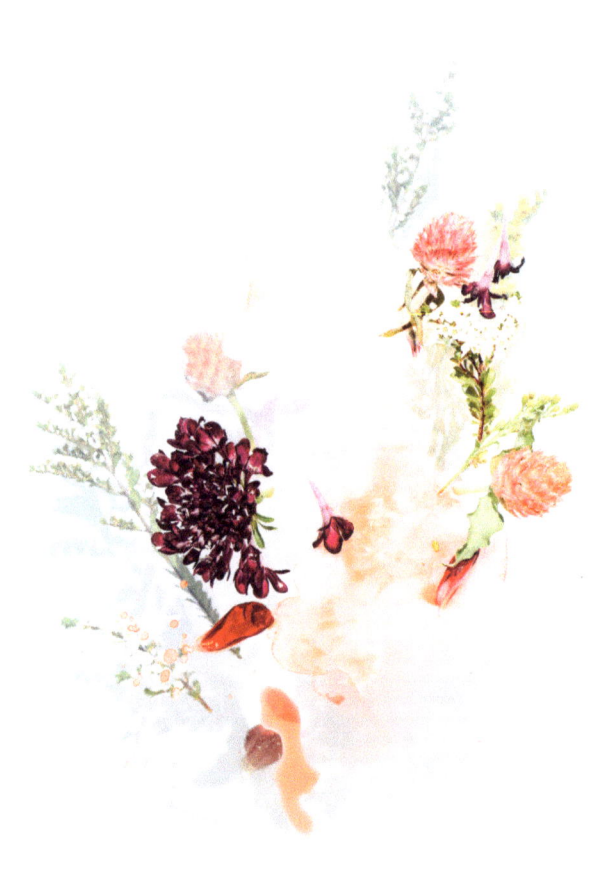

QUELLEN UND ERLÄUTERUNGEN

[1]**Yoga Nidra:** Yoga Nidra wird auch als psychischer Schlaf oder eine Tiefenentspannungstechnik mit innerer Bewusstheit bezeichnet. Es wird der Zustand der Entspannung durch das Zurückziehen von der Aussenwelt erreicht, verbunden mit einem Sich-Nach-Innen-Wenden. Es kann auf vielerlei Arten genutzt werden, z. B. um das Gedächtnis zu schulen, um Wissen und Kreativität zu vertiefen oder um die ganze Persönlichkeit neu zu gestalten. Quelle: Saraswati, S. S. (1998). Yoga Nidra (6. Aufl.). Yoga Publications Trust.

[2]**Sankalpa:** Das Sankalpa ist ein Vorsatz, den du für dich fasst, und du wählst es nach deinen Bedürfnissen. Die Worte sollten präzise, positiv und eindeutig formuliert sein, weil sie sonst nicht in das Unterbewusstsein eindringen können. Z. B. «Ich bin vollkommen gesund». Quelle: Saraswati, S. S. (1998). Yoga Nidra (6. Aufl.). Yoga Publications Trust.

[3]**Mammografie:** Die Mammografie ist eine Röntgen-Untersuchung der Brust. Mit ihrer Hilfe lassen sich Veränderungen im Brust-Gewebe abklären, bei denen es sich möglicherweise um Brustkrebs handelt. Quelle: www.netdoktor.de/krankheiten/brustkrebs/mammografie. Zuletzt aufgerufen am 11.12.2024.

[4]**MRT:** Die Magnetresonanztomografie (MRT) ist ein Verfahren, mit dem Radiologen eine grosse Palette von Krankheiten und Verletzungen diagnostizieren können. Besonders gut geeignet ist sie für Weichteile wie Organe und verschiedenste Gewebe. Sie kann zum

Beispiel Tumore, Entzündungen oder Gefässveränderungen aufdecken. Aber auch harte Strukturen wie Gelenke sind darstellbar. Zum Einsatz kommen starke Magnetfelder und Radiowellen, aus denen ein Computer präzise Schnittbilder errechnet. Die MRT ist schmerzfrei und kommt ohne Strahlenbelastung aus. Quelle: www.usz.ch/krankheit/magnetresonanztomografie. Zuletzt aufgerufen am 11.12.2024.

[5]**Biopsie:** Die Biopsie ist ein chirurgischer Eingriff zur Entnahme und Untersuchung einer kleinen Menge von Gewebe aus einem lebenden Organismus. Das durch die Gewebsentnahme gewonnene Material wird vom Pathologen unter dem Mikroskop untersucht. Darüber hinaus gehören auch chemische Analysen zu den Untersuchungsmethoden. Quelle: de.wikipedia.org/wiki/Biopsie . Zuletzt aufgerufen am 11.12.2024.

[6]**PET-CT:** Vor der Untersuchung bekommt man eine radioaktiv markierte Substanz gespritzt, ein sogenanntes Radiopharmakon, auch «Tracer» genannt. Meist handelt es sich dabei um radioaktiv markierten Traubenzucker. Das Radiopharmakon reichert sich vermehrt in solchen Körperregionen an, die einen besonders aktiven Stoffwechsel aufweisen. In Geweben mit einem langsamen, weniger aktiven Stoffwechsel reichert sich auch weniger von dieser Substanz an. Eine Messeinheit im PET-Gerät registriert die Strahlung, die von der radioaktiven Substanz im Körper abgegeben wird und ein angeschlossener Computer berechnet aus diesen Daten Bilder.
Tumore und Metastasen haben oft einen anderen Stoffwechsel als gesundes Gewebe. Da Krebszellen sich häufig teilen und so vermehren, verbrauchen sie in der Regel mehr Traubenzucker. Der erhöhte

Zuckerverbrauch lässt sich mit der PET darstellen. Quelle: www.krebsinformationsdienst.de/untersuchungen-bei-krebs/positronenemissionstomographie-und-pet-ct/haeufige-fragen. Zuletzt aufgerufen am 11.12.2024.

[7]**Zitat:** Quelle: textkult.net/aufmunternde-sprueche. Zuletzt aufgerufen am 30.12.2024.

[8]**Chemotherpie:** Die Chemotherapie ist eine Art der Krebsbekämpfung. Zur Chemotherapie gehören mehr als hundert verschiedene Medikamente. Diese Medikamente heissen Zytostatika. Sie zerstören Krebszellen im ganzen Körper, indem sie die Teilung der Krebszellen stören. Dadurch kann der Tumor nicht weiterwachsen.
Neben der Wirkung gegen Krebszellen, können Zytostatika auch die gesunden Zellen des Körpers schädigen. Das ist die Hauptursache für Beschwerden und Nebenwirkungen. Quelle: www.krebsliga.ch/ueberkrebs/therapien/medikamente-gegen-krebs/chemotherapie. Zuletzt aufgerufen am 12.12.2024.

[9]**Youtube Video:** Quelle: Q24 Gesundheitsfernsehen. (2021). Ist Brustkrebs Schicksal? Dr. med. Simon Feldhaus / NaturMEDIZIN / Q24 Gesundheitsfernsehen [Video]. YouTube. Verfügbar unter: https://www.youtube.com/watch?v=<VideoID>. Zuletzt aufgerufen am 12.12.2024.

[10]**Clipmarkierung des Tumors:** Eine Clip- (oder Coil-) Markierung der Tumorherde in der Brust ist bei einer Chemo- und ggf. Antikörpertherapie vor der OP (= neoadjuvante Therapie) ein wichtiges Hilfsmittel für den Operateur, um – selbst bei vollständigem Verschwinden des

Tumors (= pathologische Komplettremisson) – das ursprüngliche Tumorbett sicher identifizieren zu können. Nur so ist gewährleistet, dass alles notwendige Drüsengewebe aus dem ehemaligen Tumorbett und/ oder Reste des Tumors sicher entfernt werden können. Quelle: brustkrebsdeutschland.de/2018/09/markierung-aller-tumorherde-vor-beginn-der-therapie/. Zuletzt aufgerufen am 12.12.2024.

[11]**Bioresonanz:** Mittels verschiedener Elektroden an Hand, Fuss und Akupunkturpunkten oder über Organen, nimmt das Gerät die Schwingungen des gesamten Organismus auf. Es wird unterteilt in pathogene und physiologische Schwingungen. Die körpereigenen Frequenzen gelangen über die Elektroden in das Bioresonanzgerät. Die negativen Schwingungen werden umgekehrt, die harmonischen werden verstärkt, die disharmonischen abgeschwächt und anschliessend dem Körper verändert wieder zurückgegeben. Hierbei wird stets ohne Fremdenergie, ausschliesslich mit köpereigener Energie, gearbeitet. Die grundlegenste Wirkung der Therapie liegt darin, dass belastende, schädigende Stoffe im Körper zerstört, die körpereigene Entgiftung stimuliert und somit die Selbstheilungskräfte angeregt werden. Quelle: www.vdh-heilpraktiker.de/wissen/therapie-infoblaetter/bioresonanztherapie/. Zuletzt aufgerufen am 12.12.2024.

[12]**Fasten bei Chemotherapie:** Quelle: www.aerztezeitung.de/Medizin/Kurzzeitfasten-macht-Chemo-wohl-wirksamer-und-vertraeglicher-228654.html. Zuletzt aufgerufen am 12.12.2024.

[13]**Autophagie:** Die Autophagie ist ein wesentlicher Prozess, durch den unsere Zellen schädliche Stoffe und alte Bestandteile abbauen und

recyceln. Hierbei werden defekte Zellorganellen, unbrauchbare Eiweisse und Stoffwechselabfallprodukte in ihre Grundbausteine zerlegt, die dann zur Bildung neuer Zellbestandteile verwendet werden können. Der Begriff Autophagie bedeutet wörtlich «sich selbst essen» (griech. «auto» = selbst, «phagein» = essen) und beschreibt, wie die Zellen sich gewissermassen selbst «reinigen», um ihre Funktionalität aufrechtzuerhalten und Schäden zu vermeiden. Quelle: www.onmeda.de/gesundheit/anatomie/autophagie-id202839/. Zuletzt aufgerufen am 12.12.2024.

[14]**Bewegung bei Krebs:** Quelle: www.krebshilfe.de/infomaterial/ Blaue_Ratgeber/Bewegung-und-Sport-bei-Krebs_BlaueRatgeber_ DeutscheKrebshilfe.pdf. Zuletzt aufgerufen am 12.12.2024.

[15]**Cortison:** Cortison wird vom Körper gebildet, kann jedoch auch künstlich hergestellt und als Medikament gegeben werden. Cortison ist seit langem als entzündungshemmendes Medikament im Einsatz. Cortison bereitet den Körper, unter anderem, auf Höchstleistung vor: Dazu unterdrückt es alle unnötigen Reflexe und Prozesse, die nicht unmittelbar dem Überleben dienen. Dazu gehört die Immunreaktion. Darüber hinaus beeinflusst es den Stoffwechsel auf vielfache Weise. Zum Beispiel sorgt Cortison auf natürliche Weise am Morgen dafür, dass wir aufwachen. Quelle: www.medumio.de/cortison-kortison. Zuletzt aufgerufen am 12.12.2024.

[16]**Doxorubicin:** Doxorubicin ist eine Chemotherapie und blockiert die DNA- und RNA-Synthese. Sie ruft damit den Zelltod hervor. Am empfindlichsten reagieren Körperzellen in der S-Phase des Zellzyklus

auf die Substanz. Deshalb sind die schnell proliferierenden (wachsenden) Tumorzellen stärker als gesunde Zellen von der toxischen Wirkung betroffen. Quelle: flexikon.doccheck.com/de/Doxorubicin. Zuletzt aufgerufen am 12.12.2024.

[17]**Infos zu Dr. Joe Dispenza:** Quelle: greator.com/dr-joe-dispenza/. Zuletzt aufgerufen am 12.12.2024.

[18]**Zitat:** Quelle: Aus meinen Notizen vom Progressive Retreat Basel 2023.

[19]**Genetik:** Die Genetik oder Vererbungslehre (früher auch Erblehre und Erbbiologie) ist die Wissenschaft von der Vererbung und ein Teilgebiet der Biologie. Sie bzw. der Genetiker befasst sich mit den Gesetzmässigkeiten und materiellen Grundlagen der Ausbildung von erblichen Merkmalen und der Weitergabe von Erbanlagen (Genen) an die nächste Generation. Quelle: de.wikipedia.org/wiki/Genetik. Zuletzt aufgerufen am 12.12.2024.

[20]**BRCA2-Genmutation:** BRCA1 und BRCA2 (Breast Cancer-Gene 1 und 2) sind die bekanntesten Gene, die mit Brustkrebs in Verbindung gebracht werden. In den USA hängen 5%–10% der Brustkrebserkrankungen mit einer bekannten vererbten Genmutation zusammen. Jeder Mensch hat die Gene BRCA1 und BRCA2. Manche Menschen haben eine vererbte Mutation in einem oder beiden dieser Gene, die das Brustkrebsrisiko erhöht. BRCA1/2 vererbte Genmutationen können von jedem Elternteil weitergegeben werden. Sie erhöhen das Krebsrisiko sowohl bei Frauen als auch bei Männern. Quelle: www.komen.org/

breast-cancer/risk-factor/gene-mutations-genetic-testing/brca-genes/. Zuletzt aufgerufen am 12.12.2024.

[21]**Breast Care Nurse:** Breast Care Nurses sind speziell ausgebildete Fachexpertinnen für Brusterkrankungen, die sich auf die Betreuung von Betroffenen mit Brustkrebs spezialisiert haben. Quelle: frauen. solothurnerspitaeler.ch/frauenklinik/breast-care-nurse/. Zuletzt aufgerufen am 12.12.2024.

[22]**Kriterien Seriosität:** Quelle: Krebsliga. (2019, 2002). Komplementärmedizin bei Krebs (2. Aufl.), Broschüre. Verfügbar unter: www.krebsliga.ch.

[23]**Zitat:** Quelle: zitatezumnachdenken.com/hich-nhat-hanh/1768. Zuletzt aufgerufen am 12.12.2024.

[24]**Leukozyten erhöhen:** Quelle: Neuralworld.com/ 5 Möglichkeiten, die Anzahl der weißen Blutkörperchen zu steigern. Zuletzt aufgerufen am 12.12.2024. www.geo.de/natur/oekologie/21200-rtkl-heilsame-duftstoffe-wie-baeume-unser-immunsystem-staerken. Zuletzt aufgerufen am 28.12.2024.

[25]**Resistenz auf Chemotherapie:** flexikon.doccheck.com/de/Zytostatikaresistenz. Zuletzt aufgerufen am 28.12.2024.

[26]**Quelle Atemmuster/Atemtraining:** Quelle: www.esanum.de/today/posts/krebs-hypoxie-durch-falsches-atmen. Zuletzt aufgerufen am 12.12.2024. Quelle: UZH/Wenn der Sauerstoff fehlt | UZH News. Zuletzt aufgerufen am 12.12.2024.   >

www.news.uzh.ch/de/articles/2015/wenn–der–sauerstoff–fehlt.html. Zuletzt aufgerufen am 12.12.2024.

[27]**Sieben hermetische Prinzipien:** Quelle: praxistipp.focus.de hermetische-gesetze-das-steckt-hinter-den-7-prinzipien. de.wikipedia.org/wiki/Hermetik, de.wikipedia.org/wiki/Kybalion. Zuletzt aufgerufen am 12.12.2024.

[28]**Yin & Yang:** Quelle: de.wikipedia.org/wiki/Yin_und_Yang. gedankenwelt.de/yin-und-yang-die-dualitaet-des-gleichgewichts/. Zuletzt aufgerufen 12.12.2024.

[29]**Bodyscan:** Der Bodyscan ist eine Achtsamkeitsübung. Dabei handelt es sich um ein gedankliches Abtasten («Scannen») der verschiedenen Körperregionen – also eine Art mentale Reise durch den eigenen Körper. Gefühle, Wahrnehmungen und Gedanken, die während des Bodyscans auftauchen, werden wertfrei angenommen. Quelle: www.zeitblueten.com/news/bodyscan. Zuletzt aufgerufen am 12.12.2024.

[30]**Rezept Zitronen-Ingwer-Kurkuma-Wasser:**
Du benötigste:
○ 7 Bio-Zitronen
○ 1 Stück Bio-Ingwer (daumengross)
○ 1 Stück Bio-Kurkuma (daumengross)
○ Eine saubere Glasflasche
Presse den Saft der Zitronen aus und mixe alle Zutaten in einem Mixer. Fülle die Mischung in eine Glasflasche und nehme täglich ca. 2–5 cl,

mit warmem Wasser gemischt, morgens auf nüchternen Magen (sofern du dies verträgst).

Die genaue Menge und Zubereitung kannst du nach Belieben anpassen – dieses Rezept basiert auf meinem persönlichen Gefühl für eine ausgewogene Mischung.

[31]**Wim-Hof-Methode:** Die Wim-Hof-Methode ist eine wissenschaftlich anerkannte Methode, durch die der Körper bewusst beeinflusst werden kann. Durch ihre einfache Anwendbarkeit kann sie von jedem erlernt werden. Es ist eine speziell von Wim Hof entwickelte Technik. Sie besteht aus drei Bestandteilen: Atemtraining, Kältetherapie und innere Stärke. Die Methode soll viele Vorteile für Körper und Gesundheit haben. Man soll dadurch glücklicher, gesünder und leistungsfähiger werden. Quelle: praxistipps.focus.de/die-wim-hof-atemtechnik-das-passiert-im-koerper_117779. Zuletzt aufgerufen am 12.12.2024.

[32]**Die vier Elemente:** siehe auch 2. Teil. Die Inhalte dieses Abschnitts basieren auf persönlichem Wissen und wurden unter Zuhilfenahme von ChatGPT, einem KI-Tool von OpenAI (Stand: Dezember 2024), strukturiert und ergänzt.

[33]**Spruch:** Quelle: beruhmte-zitate.de/zitate/1960433-carl-gustav-jung-ich-bin-nicht-das-was-mir-passiert-ist-sondern-w/#google_vignette. Zuletzt aufgerufen am 12.12.2024.

[34]**Embodiment:** Quelle: Dohler, C. (2023). Die weibliche Energie der Rauhnächte – Eine magische Reise für Frauen (1. Auflage). Wilhelm Goldmann Verlag.

[35]Epigenetik: siehe auch 2. Teil. Quelle: Burzler Manuel, Janisch Timo (2023), Epigenetik- Revolution: Die Zukunft der Gesundheitsexperten, Verlag Healversity. Kubenz, Kira. (n.d.). Epigenetik-Kurs, Homodea. Zuletzt abgerufen im Sommer 2023 von www.homodea.com. stu-dyf-lix.de/biologie/epigenetik-2666. Zuletzt aufgerufen am 21.12.2024. www.klinik-friedenweiler.de/blog/einfluss-von-umweltfaktoren-auf-die-genexpression. Zuletzt aufgerufen am 21.12.2024.

[36]Antioxidantien: Antioxidantien ist ein Überbegriff für unterschiedliche Moleküle, die eine gemeinsame Wirkung haben: Sie schützen den Körper vor bestimmten Stoffwechselprodukten, die chemisch hochreaktiv sind und darum andere Moleküle in der Zelle schädigen würden. Antioxidantien werden auch Radikalfänger genannt. Quelle: / www.aok.de/pk/magazin/ernaehrung/gesunde-ernaehrung/was-sind-antioxidantien. Zuletzt aufgerufen am 12.12.2024.

[37]Freie Radikale: Freie Radikale und aggressive Sauerstoffverbindungen können etwa bei Entzündungen innerhalb des Körpers oder durch Einwirkung von aussen (Umweltschadstoffe, Zigarettenrauch, Strahlung, Ozoneinwirkung oder die Einnahme diverser Medikamente) entstehen. Freie Radikale sind hochreaktiv. Werden diese Stoffe im Körper nicht oder nur ungenügend bekämpft, können Schäden entstehen. Quelle: www.gesundheit.gv.at/lexikon/F/freie-radikale-hk.html. Zuletzt aufgerufen am 12.12.2024.

[38]Glukosetrick: Der Glukose-Trick stammt aus dem gleichnamigen Buch der Biochemikerin Jessie Inchauspé. Die grobe Aussage darin: Um den Blutzucker stabil zu halten zählt nicht, was du isst, sondern in

welcher Reihenfolge du es isst. Laut ihr gelten 3 Regeln: 20 Min. vor jeder Mahlzeit ein Glas Wasser mit Apfelessig trinken. Während der Mahlzeit Reihenfolge einhalten: Erst Gemüse, dann Fette und Eiweisse und zum Schluss die Kohlenhydrate. Nach jeder Mahlzeit 20 Minuten Bewegung.
Quelle: Inchauspé, J. (2022). Der Glukose-Trick. Heyne Taschenbuch.

[40]**Polyneuropathie:** Polyneuropathien sind eine Gruppe von Erkrankungen des peripheren Nervensystems. Dabei nehmen Nerven, die sich ausserhalb des Gehirns und des Rückenmarks befinden (sogenannte periphere Nerven), Schaden. Dies beeinträchtigt die Reizweiterleitung in den Nervenbahnen, was in Missempfindungen, Sensibilitätsstörungen oder auch Schmerzen mündet. Quelle: www.netdoktor. de/krankheiten/polyneuropathie. Zuletzt aufgerufen am 12.12.2024.

[41]**Domperidon:** Domperidon ist ein sogenanntes Prokinetikum. Es hemmt bestimmte Andockstellen (Rezeptoren) des Botenstoffes Dopamin. Dadurch fördert es die Motilität (Beweglichkeit) des Magens, stimuliert die Magenentleerung und wirkt gegen Übelkeit und Erbrechen. Quelle: www.netdoktor.de/medikamente/domperidon/#:~:text=Domperidon%20ist%20ein%20sogenanntes%20Prokinetikum.%20Es%20hemmt%20bestimmte,die%20Magenentleerung%20und%20wirkt%20gegen%20Übelkeit%20und%20Erbrechen. Zuletzt aufgerufen am 23.12.2024.

[42]**Ondansetron:** Ondansetron ist ein antiemetisches Mittel, also ein Medikament, das Übelkeit unterdrückt und somit das Erbrechen verhindert. Der Wirkstoff blockiert dazu selektiv bestimmte Seroto-

nin-Rezeptoren. Es wird unter anderem gegen Übelkeitsanfälle während einer Chemotherapie oder Strahlentherapie bei Krebspatienten eingesetzt. Quelle: www.netdoktor.ch/medikamente/ondansetron. Zuletzt aufgerufen am 23.12.2024.

[43]**Temesta:** Temesta ist ein Medikament, das den Wirkstoff Lorazepam enthält. Es gehört zur Gruppe der sogenannten Benzodiazepine und wird oft zur Behandlung von Angstzuständen und Schlafstörungen eingesetzt. Es kann auch bei anderen Zuständen wie Epilepsie oder zur Beruhigung vor Operationen verwendet werden. Quelle: balumed. com/medizinlexikon/temesta. Zuletzt aufgerufen am 13.12.2024.

[44]**Arsenicum album:** Arsenicum album findet in der Homöopathie vor allem bei bis zur Ohnmacht entkräfteten Patienten Anwendung, die über plötzliche Schwäche, Brechdurchfälle, Magen-Darm-Probleme berichten. Quelle: www.hallo-homoeopathie.de/mittel/arsenicum-album. Zuletzt aufgerufen am 23.12.2024.

[45]**Nux vomica:** Das homöopathische Mittel Nux vomica basiert auf dem Samen von Brechnuss-Gewächsen. Darüber hinaus soll es sehr effektiv bei Verdauungsstörungen durch Überessen, Durcheinanderessen oder nach stark gewürzten, schweren Speisen wirken. Es wird gegen Übelkeit, Erbrechen, Durchfall oder schmerzhafte Bauchkrämpfe eingenommen, beispielsweise bei Magen-Darm-Erkrankungen. Nux vomica hilft ausserdem möglicherweise bei Schwangerschaftsübelkeit und Sodbrennen. Quelle: www.netdoktor.de/alternativmedizin/homoeopathie/nux-vomica/. Zuletzt aufgerufen am 23.12.2024.

[46]**Baldrian:** Traditionell werden dem Baldrian beruhigende Effekte zugeschrieben. Es gibt Hinweise, dass Inhaltsstoffe aus der Baldrianwurzel das Gehirn beeinflussen. Baldrian scheint dadurch entspannter und schläfrig zu machen. Menschen wenden Baldrianpräparate deshalb vor allem bei leichter innerer Unruhe und Schlafstörungen an. Quelle: www.apotheken-umschau.de/medikamente/heilpflanzen/baldrian-schlaffoerdernd-und-beruhigend-732989.html. Zuletzt aufgerufen am 13.12.2024.

[47]**Eukalyptuswickel:**

Du benötigst:

1 Waschlappen
1 Frotteetuch
Ätherisches Eukalyptusöl
1 Bettflasche, Wärmflasche oder Kirschkernkissen

Anleitung:

- Tränke den Waschlappen in lauwarmem Wasser und falte ihn so, dass er auf deinen Unterbauch passt.
- Gib 4–5 Tropfen ätherisches Eukalyptusöl auf den gefalteten Waschlappen.
- Lege den Waschlappen auf deinen Unterbauch.
- Achte darauf, dass die Seite mit den Tropfen nicht direkt auf der Haut liegt, um Hautreizungen zu vermeiden – besonders bei empfindlicher Haut.
- Bedecke ihn mit dem Frotteetuch.
- Platziere die Wärmquelle (Bettflasche, Wärmflasche oder Kirschkernkissen) auf dem Frotteetuch.

◯ Lass den Wickel etwa 20 Minuten oder so lange auf dem Unterbauch, wie es für dich angenehm ist.
(Dieses Rezept basiert auf meinen persönlichen Erfahrungen und aus
dem Buch *Beschwerdefrei durch die Krebstherapie*.)

[48]**Ölziehen:** Beim sogenannten Ölziehen handelt es sich um eine
Methode aus der Alternativmedizin. Hierbei wird z. B. Kokosöl wie
eine Mundspülung im Mund umhergeschleudert und zwischen den
Zähnen hindurch «gezogen». Dadurch sollen Bakterien, Beläge und
Schadstoffe aus dem Mund entfernt werden. Die Methode stammt
ursprünglich aus der traditionellen indischen Aryuveda-Medizin und
ist dort Bestandteil einer ganzheitlichen Entgiftungskur. Quelle: www.
gesundfit.de/artikel/oelziehen-3938/. Zuletzt aufgerufen am 23.12.2024.

[49]**Spruch:** Quelle: www.aphorismen.de/zitat/4721. Zuletzt aufgerufen
am 03.01.2025.

[50]**Triade von Tony Robbins:** Quelle: jdmeier.com/tony-robbins-coa-
ching-model. chrismil-las.com/emotional-triad. Zuletzt aufgerufen am
13.12.2024.

[51]**Somatic Breathwork:** Unter Breathwork versteht man das achtsame
und bewusste Atmen, unter Anwendung verschiedener Atemtechniken, um zu heilen, innerlich zu wachsen, klarer sehen zu können und
um Körper, Geist und Seele in Einklang zu bringen. Während der
vertieften Atmung führst du also deinem Körper permanent Sauerstoff zu, atmest aber gleichzeitig mehr und mehr Kohlenstoffdioxid
aus. Dadurch haben deine Zellen jede Menge Energie in Form von

Sauerstoff zum Arbeiten und müssen auf keine anderen (z.B. anaeroben) Methoden zur Zellatmung zurückgreifen. Durch den Sauerstoffüberschuss im Blut können die Zellen im aeroben Bereich viel effizienter arbeiten, was dazu führt, dass die Ausdauer des Körpers steigt. Oder anders ausgedrückt:
Du pumpst pure Lebensenergie in dein System und fühlst dich mit jedem Atemzug leichter, lebendiger und vitaler. Quelle: www.daniel-bayer.net/was-ist-breathwork. Zuletzt aufgerufen am 13.12.2024.

[52]**Bestrahlung:** Bei der Strahlentherapie richten sich Strahlen auf einen Tumor, um diesen zu zerstören. Krebszellen teilen sich schnell und unkontrolliert. Sie reagieren empfindlich auf die energiereichen Strahlen. Die hohe Strahlendosis zerstört die Krebszellen. Infolgedessen wird der Tumor kleiner oder verschwindet komplett. Quelle: www.krebsliga.ch/ueber-krebs/therapien/strahlentherapie-radiotherapie. Zuletzt aufgerufen am 13.12.2024.

[53]**Mikronärstoffanalyse:** Eine Mikronährstoffanalyse gibt Auskunft über die Werte von Vitaminen, Mineralstoffen und Spurenelementen im Blut. Mithilfe einer Blutuntersuchung können Mängel und Überschüsse erkannt und durch eine angepasste Ernährung oder Supplementierung ausgeglichen werden. Eine unzureichende Versorgung kann zu gesundheitlichen Problemen führen. Quelle: blutwerte.de/mikronaehrstoffanalyse-alle-blutwerte-er-klaert/#:~:text=Eine%20Mikronährstoffanalyse%20gibt%20Auskunft%20über%20die%20Werte%20von,durch%20eine%20angepasste%20Ernährung%20oder%20Supplementierung%20ausgeglichen%20werden. Zuletzt aufgerufen am 13.12.2024.

⁵⁴Ozontherapie: siehe auch 2. Teil: Quelle: Ärztliche Gesellschaft für Ozonanwendung in Prävention und Therapie e.V. (2023). Medizinisches Ozon – Das Niedrig-Dosis-Konzept: In-formationen für den Patienten (19. überarbeitete Auflage).

⁵⁵Misteltherapie: siehe auch 2. Teil, Quelle: Iscador AG. (n.d.). Ganzheitliche Krebsbehandlung: Eine Übersicht für Patienten und Angehörige, Broschüre.

⁵⁶Enyzmpräparate: Die Enzymtherapie wird immer zusätzlich zu einer Krebstherapie angewendet, nicht anstelle von dieser. Diese unterstützende Einnahme von Enzymen während einer Chemo- oder Strahlentherapie hilft dem Körper dabei, die Belastungen durch Krankheit und Behandlung besser zu verkraften, indem das Immunsystem gestärkt und entzündlichen Vorgängen im Körper entgegengewirkt wird. Mit Entzündungen reagiert der Körper auf schädliche Einflüsse – im Falle der Krebsbehandlung schliesst dies die Medikamente mit ein. Quelle: www.wobenzym.de/ratgeber/enzymtherapie-krebs. Zuletzt aufgerufen am 13.12.2024.

⁵⁷Spruch: Quelle: ChatGPT, ein KI-gestütztes Sprachmodell von OpenAI, genutzt für ergänzende Informationen und Denkanstösse (Stand: Dezember 2024).

⁵⁸Liebevoll die Wahrheit sagen: Quelle: leahamann.de/2021/07/liebevoll-die-wahrheit-sagen. Zuletzt aufgerufen am 4.01.2025.

⁵⁹Die 4–6-Atemtechnik: Quelle: karger.com/szg/article/23/2/84/298315/Optimale-Atmung-fur-die-Entspannung-die-4-bis-6. Zuletzt aufgerufen am 4.01.2025.

[60]**Ho`oponopono:** Quelle: Ruland, Jeanne. Aloha – Gelebte Liebe und hawaiianische Huna-Philosophie. 5. Aufl., Schirner Verlag, 2019.

[61]**Hyperthermie:** Quelle: Quelle: Iscador AG. (n.d.). Ganzheitliche Krebsbehandlung: Eine Übersicht für Patienten und Angehörige, Broschüre.

[62]**Mind-Body-Medizin:** Quelle: Quelle: Iscador AG. (n.d.). Ganzheitliche Krebsbehandlung: Eine Übersicht für Patienten und Angehörige, Broschüre.

[63]**Anthroposophische Medizin:** Quelle: Quelle: Iscador AG. (n.d.). Ganzheitliche Krebsbehandlung: Eine Übersicht für Patienten und Angehörige, Broschüre.

[64]**Ernährung:** Quelle: Quelle: Iscador AG. (n.d.). Ganzheitliche Krebsbehandlung: Eine Übersicht für Patienten und Angehörige, Broschüre.

[65]**Bewegung und Sport:** Quelle: Quelle: Iscador AG. (n.d.). Ganzheitliche Krebsbehandlung: Eine Übersicht für Patienten und Angehörige, Broschüre.

[66]**Orthomolekulare Medizin:** Quelle: integrative-onkologie.com/leistungsspektrum/orthomolekulare-medizin. Zuletzt aufgerufen am 13.12.2024.

[67] **TCM/Akupunktur:** Quelle: integrative-onkologie.com/leistungsspektrum/akupunktur-tcm. Zuletzt aufgerufen am 13.12.2024.

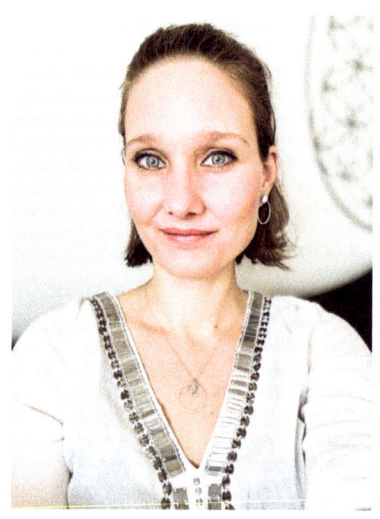

Cornelia Winzenried ist seit über 20 Jahren Dipl. Pflegefachfrau und Dipl. Wellnesstrainerin. Als Yin Yoga Teacher, Yoga
Nidra- und Entspannungscoach widmet sie sich der ganzheitlichen Gesundheit und Entspannung.

Mit ihren Erfahrungen, diesem Buch und kontinuierlicher
Weiterbildung möchte sie anderen helfen, innere Stärke und
Balance zu finden.

www.corneliawinzenried.ch